特殊糖尿病足部及下肢创面病例图文精解

主编 张会峰 徐 俊 张 妲 王爱红

上海科学技术文献出版社
Shanghai Scientific and Technological Literature Press

图书在版编目（CIP）数据

特殊糖尿病足部及下肢创面病例图文精解 / 张会峰
等主编 . -- 上海：上海科学技术文献出版社，2024
    ISBN 978-7-5439-9087-6

    Ⅰ . ①特… Ⅱ . ①张… Ⅲ . ①糖尿病足—病案—分析
Ⅳ . ① R587.2

    中国国家版本馆 CIP 数据核字（2024）第 110856 号

策划编辑：张　树
责任编辑：应丽春
封面设计：李　楠

特殊糖尿病足部及下肢创面病例图文精解

TESHU TANGNIAOBING ZUBU JI XIAZHI CHUANGMIAN BINGLI TUWEN JINGJIE

主　　编：张会峰　徐　俊　张　妲　王爱红
出版发行：上海科学技术文献出版社
地　　址：上海市淮海中路 1329 号 4 楼
邮政编码：200031
经　　销：全国新华书店
印　　刷：河北朗祥印刷有限公司
开　　本：787mm×1092mm　1/16
印　　张：15
版　　次：2024 年 6 月第 1 版　2024 年 6 月第 1 次印刷
书　　号：ISBN 978-7-5439-9087-6
定　　价：218.00 元

http://www.sstlp.com

《特殊糖尿病足部及下肢创面病例图文精解》
编委会

张朝晖　天津中医药大学第二附属医院

石鸿雁　中国人民解放军战略支援部队特色医学中心

编　委

（按姓氏笔画排序）

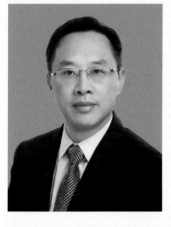

张会峰，男，医学博士，主任医师，郑州大学硕士生导师。现任河南省人民医院内分泌科副主任兼北院区内分泌科主任兼糖尿病足亚专科主任。

兼任河南省医学会内分泌专业青年委员会主任委员，中华医学会糖尿病专业委员会糖尿病足学组委员，河南省医学会内分泌专业委员会副主任委员，中华预防医学会组织感染与损伤预防与控制专业委员会委员，世界中医药联合会疮症专业委员会常务委员。《中华糖尿病杂志》审稿专家，《足踝外科电子杂志》编委，《中华烧伤和创面修复杂志》青年编委，主编糖尿病足专著《糖尿病足诊治病例图文精解》。

曾在国内外（日本京都医疗中心、美国 joslin 糖尿病中心）多家知名医院学习内分泌及糖尿病足相关知识。获得省市科技进步奖多项，开展国内、省内领先新业务新技术多项，获得医院新业务新技术奖多项。

从 2014 年至今，每年主办一届"河南省糖尿病足论坛"，获得业界一致好评，大大促进了河南省糖尿病足诊疗水平。

从事糖尿病足防治临床工作及研究 20 年，经常放弃节假日和休息时间，以极大热情投入到工作中，近 5 年每年亲自主刀做糖尿病足开放性外科手术 600～700 台次，积累了大量疑难糖尿病足的诊疗经验和临床数据。不断探索和研究糖尿病足诊疗新业务新技术，成功诊治大量外院转诊过来的不能愈合的糖尿病足患者。每年有数十名各地进修医生申请来参观学习糖尿病足诊治。

主编简介

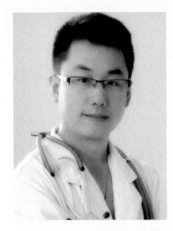

徐俊，副主任医师，硕士生导师。天津医科大学卓越教师，德国访问学者，天津医科大学朱宪彝纪念医院糖尿病足病科主诊医师，新疆建设生产兵团第六师医院副院长。

兼任中国微循环学会糖尿病与微循环分会青年委员，中华足踝医学培训工程专家委员会委员，中国研究型医院学会足踝医学专业委员会委员，中国中西医结合学会疡科分会青年委员，中国糖尿病足联盟青年委员，白求恩精神研究会内分泌与糖尿病学会理事，天津市医疗健康学会理事，糖尿病足与创面修复委员会常务委员兼秘书长，天津市中西医结合学会周围血管疾病专业委员会青年委员，天津市救援医学会烧伤与创面修复分会委员，天津市中医药学会老年病专业委员会委员。

主要从事糖尿病足的临床与基础研究，尤其擅长糖尿病足感染疾病的诊治。

以第一作者或通讯作者发表论文 34 篇（其中 SCI 5 篇）。翻译国际糖尿病足工作组（IWGDF）指南及 IDF 糖尿病足指南多部。主译《糖尿病足综合征》，副主译《糖尿病足内科与外科治疗》（第 4 版），参加翻译 3 部糖尿病足外文专著。

参与起草《中国糖尿病足防治指南》，副主编《糖尿病足诊治病例图文精解》，参编《糖尿病足病规范化诊疗手册》等 8 部糖尿病足专著。

参加国家自然基金、天津市科委、卫健委课题多项，主持全国多中心临床研究 1 项，主持并完成天津医科大学面上课题 1 项。

张姐，博士，硕士研究生导师。意大利高访学者，空军特色医学中心内分泌科副主任医师。

兼任中国微循环学会糖尿病与微循环专业委员会青年委员，中国智慧工程研究会智慧健康教育工作委员会内分泌代谢专业委员，中国中西医结合学会周围血管疾病专业委员会第 2 届糖尿病足专家委员会青年委员。

主要从事糖尿病足骨髓炎诊治、糖尿病足结局以及预后预测研究。

主持和参与军队重大、重点以及首发课题多项。主译著作 1 部，副主编、参编著作 5 部。发表 SCI 论文 4 篇，中文核心期刊论文 50 余篇。执笔飞行人员指南 2 部。获批专利 5 项。

主编简介

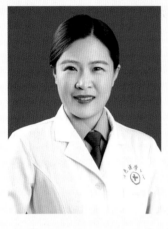

王爱红，博士，主任医师，硕士研究生导师。战略支援部队特色医学中心（原中国人民解放军第306医院）内分泌科主任。2006—2007年在澳大利亚悉尼大学阿尔弗莱德王子医院糖尿病中心作访问学者。

兼任中华医学会糖尿病分会足病与周围血管病变学组委员，中国老年保健医学会骨质疏松分会常务委员，全军内分泌协会青年委员会副主任委员，北京医学会内分泌分会委员兼学术秘书。

从事糖尿病及其慢性并发症的临床及科研工作，尤其擅长糖尿病足及下肢动脉病变方面的诊治。

中华内分泌代谢杂志、中华糖尿病杂志通讯编委，中华健康管理学杂志，中国全科医学审稿人，*Translational Surgery* 青年编委，*Diabetes Care* 中文版青年编委。

发表论文100余篇。获军队医疗成果二等奖2项，军队医疗成果三等奖3项，承担全军高新技术课题、全军青年培育—拔尖项目、北自然、首都特色应用研究课题等。

前　言

近年来，随着生活水平的提高，糖尿病发病率呈上升趋势，临床上，糖尿病引发糖尿病足的患者越来越多，其中大多为糖尿病足及下肢为一般性感染，还有少部分创面是由于其他特殊病因引起，比如药物、肿瘤以及免疫疾病等导致的。这些特殊原因及特殊感染，需要临床工作者高度重视，以避免延误诊治。

诊治疾病，诊断是第一位，只有诊断明确才能制订正确的治疗方案。在临床工作中，这部分特殊的创面相对糖尿病足少见，但病因多样，对从事创面修复的医护工作者来说，一部能较全面介绍各种特殊创面的专著非常有价值。但目前，尚未见出版全面介绍各种特殊创面的临床病例专著。

2023年1月，我主编的《糖尿病足诊治病例图文精解》一出版，就受到了广大从事糖尿病足及慢性创面诊疗工作的医护人员好评，读者阅读后对各种糖尿病足诊治认识有明显提高，该书的价值也在临床应用中得到了充分体现。虽然百忙中组织撰写的过程比较辛苦，能得到大家的认可和鼓励，很欣慰，促使我燃起激情编写本书，以弥补《糖尿病足诊治病例图文精解》中只能收录糖尿病足病例，未能收录其他病因类型创面的遗憾。

本书收集了全国多家知名医院的33份病例，作者科室来自内分泌科、创面修复科、皮肤科、创面门诊、中医科等科室，都是长期从事糖尿病足及慢性创面的中西医临床医学及护理专家。收录的每份病例都很有代表意义，且图文并茂，相信读者会有很大的收获。

为了取长补短，进一步提升糖尿病足的诊治水平，本人参阅了大量国外的糖尿病足相关指南及专著，从中选取了两部符合我国国情，并且适合我国从事糖尿病足医务工作者的专著，并与国内其他专家共同将其翻译成中文版本，以便同行交流学习。该书大约两年内完成翻译成书并出版，敬请大家关注。为了与业界同行提供交流的平台，请大家关注微信公众号"张会峰评糖论足"，以便进一步交流。

非常有幸邀请到冉兴无教授、许樟荣教授作本书的名誉主编，也非常有幸邀请到张晓冬教授和赵志刚教授作本书的主审，非常感谢参与编写的各位专家及工作人员！

张会峰

2023年10月

目 录

大疱性类天疱疮

一、病例介绍

（一）病史

患者男性，85岁，主因"发现血糖高15年，双足水肿伴破溃1个月"住院。

现病史：15年前体检发现空腹血糖高（具体数值不详），无"三多一少"症状，诊断为"2型糖尿病"，给予口服降糖药治疗（具体药物及剂量不详），未监测血糖，未行饮食运动控制。5年前因血糖控制不佳调整为口服"格列美脲片2mg，1次/早"，仅监测空腹血糖波动在5～6mmol/L。1个月前无明显诱因出现双足水疱伴瘙痒，疱液为淡黄色，并破溃。在当地医院门诊换药，效果不佳，并全身逐渐出现散在水疱伴瘙痒。今为进一步治疗收住院。

既往史：高血压病史10余年，血压最高160/90mmHg，规律口服依那普利片10mg，1次/早；氨氯地平5mg，1次/早。脑梗死病史5年，无后遗症。

（二）查体

1. 血压146/84mmHg，余生命体征正常，BMI 27.3kg/m²。心肺腹部体检无特殊。

2. 专科检查　双下肢及双足凹陷性水肿，双侧足背及足底可见大小不等水疱，部分已破溃，疱液呈淡黄色，未见脓血性分泌物，局部伴有结痂，左足皮温升高，双侧足背动脉搏动未触及。全身可见散在水疱，疱液为淡黄色（病例1图1）。

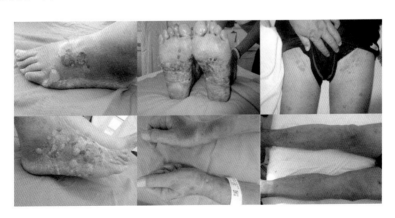

病例1图1　患者入院时创面情况

（三）化验

1. 糖化血红蛋白 7.7%。

2. 血常规：白细胞 6.84×10^9/L，中性粒细胞计数 4.53×10^9/L，中性粒细胞百分比 66.2%，红细胞 4.49×10^{12}/L，血红蛋白 139g/L，血小板 215×10^9/L。

3. 生化：总蛋白 54.5g/L，白蛋白 32.5g/L，C- 反应蛋白 6.81mg/L。

4. 尿常规：尿蛋白（2+），白细胞（-），隐血（-）。

5. 创面基底部分泌物培养（-）。

（四）辅助检查

1. 踝肱指数（ABI） 未测。

2. 骨密度 骨量正常。

3. 足部 X 线 未测。

4. 下肢动脉彩超 双侧股浅、股深、胫后、腘动脉及右侧胫前动脉内膜面钙化，双侧腘动脉及左侧股浅动脉斑块形成。

（五）初步诊断与鉴别

1. 初步诊断

（1）足部水疱：糖尿病性大疱病？大疱性类天疱疮？

（2）2 型糖尿病性周围血管病变，2 型糖尿病性周围神经病变。

（3）脑梗死。

（4）高血压 2 级（很高危）。

2. 鉴别诊断

（1）糖尿病足：初诊糖尿病或已有糖尿病病史的患者，足部出现感染、溃疡或组织的破坏，通常伴有严重下肢神经病变和（或）周围动脉病变。血管彩超提示广泛的动脉粥样硬化、狭窄、闭塞等，动脉造影可提示广泛血管狭窄或闭塞；感觉阈值、神经肌电图、体感诱发电位可辅助诊断神经病变。

（2）糖尿病性大疱病（bullosis diabeticorum，BD）：是糖尿病患者皮肤自发的、非炎症性水疱病。多发生于血糖控制不佳的患者，起病迅速，尤其常见于远端分布，大多数情况下是足部。典型表现为无痛性水疱，内含清澈的液体，大小从几毫米到几厘米，可在几天内从紧张性水疱发展为松弛性水疱。BD 是一种良性疾病，可在几周内自行消退。

（3）天疱疮：表现为皮肤和（或）黏膜松弛易破的水疱或大疱，尼氏征阳性。可出现进行性、难治性的糜烂面和结痂，黏膜出现非炎症性的糜烂或溃疡。组织病理为棘层松解所致的表皮内水疱，免疫荧光表现为棘细胞间的荧光沉积。

（4）线状 IgA 大疱性皮病：多见于儿童和中年人，临床表现和组织病理与 BP 有相似之处，但临床症状较 BP 轻，直接免疫荧光检查基底膜呈线状 IgA 沉积是其特点。大疱性类天疱疮直接免疫荧光示表皮基底膜带为 IgG 呈线状沉积而不是 IgA，循环抗基底膜带抗体为 IgG，而不是 IgA。

（5）湿疹：虽然也可出现水疱，但多呈密集粟粒大小、红色丘疹、丘疱疹，伴渗液、境界不清等特征，患者皮疹多形、对称发生、反复发作、瘙痒剧烈。通过组织病理学、皮肤免疫荧光和血清学检查易于鉴别。

二、诊疗经过及随访

1. 予以控制血糖、营养神经、改善循环、创面换药等对症治疗。

2. 取患者创面皮肤组织送病理活检及免疫荧光，同时给予双足覆盖重组牛碱性成纤维细胞生长因子外用凝胶（贝复新）、多黏菌素敷料（病例 1 图 2）。病理报告回示（病例 1 图 3）：足部疱皮：表皮角化过度，表皮内见急慢性炎细胞浸润，可见炎性坏死及小脓肿形成。足部大疱内容物为炎性坏死渗出组织。后给予硫辛酸湿敷，贝复新、多黏菌素敷料覆盖，双下肢水肿逐渐减轻（病例 1 图 4 至图 6）。

3. 经皮肤组织免疫组化确诊大疱性类天疱疮，予以口服泼尼松及羟氯喹治疗，创面辅以涂抹卤米松软膏。病情稳定后出院。

4. 随访　于当地医院继续换药治疗。院外随访，患者创面已愈合（病例 1 图 7）。

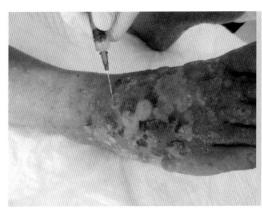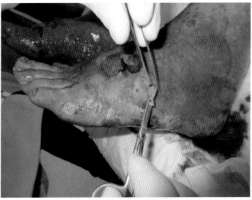

病例 1 图 2　取疱皮及疱液标本送病理检查

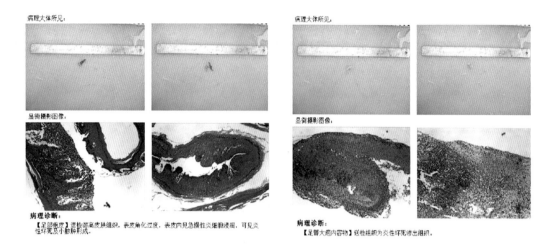

病理大体所见：

显微摄影图像：

病理诊断：
【足部痂皮】送检为痂皮皮肤组织，表皮角化过度，表皮内见急性炎细胞浸润，可见炎性坏死及小脓肿形成。

病理大体所见：

显微摄影图像：

病理诊断：
【足部大疱内容物】送检组织为炎性坏死渗出组织。

病例1图3　足部疱皮及疱液病理结果

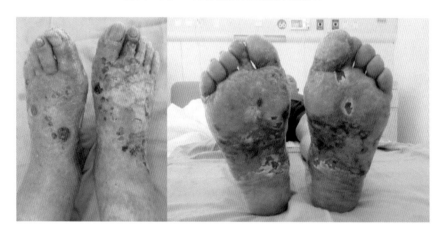

病例1图4　2020年8月3日创面情况

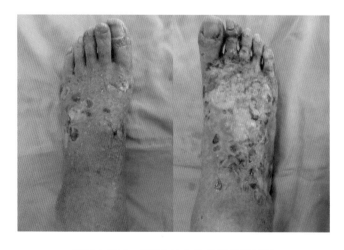

病例1图5　2020年8月7日创面情况

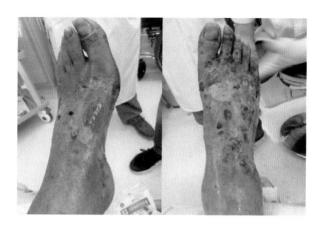

病例 1 图 6 2020 年 8 月 10 日创面情况

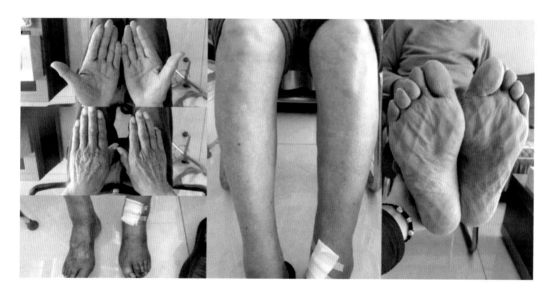

病例 1 图 7 随访情况（出院后 2 个月）

5．最终诊断

（1）大疱性类天疱疮。

（2）2 型糖尿病性周围神经病变，2 型糖尿病性周围血管病变。

（3）脑梗死。

（4）高血压 2 级（很高危）。

三、治疗中容易误诊的因素及治疗的体会

糖尿病性大疱病是皮肤自发的、非炎症性水疱病。多发生于血糖控制不佳的患者，起病迅速，尤其常见于远端分布，大多数情况下是足部。典型表现为无痛性水疱，

内含清澈的液体，大小从几毫米到几厘米，可在几天内从紧张性水疱发展为松弛性水疱，而且糖尿病性大疱病是一种良性疾病，可在几周内自行消退。而大疱性类天疱疮（bullous pemphigoid，BP）临床表现为：非水疱期表现为红斑样或荨麻疹性斑片、斑块，多数患者瘙痒剧烈，之后在外观正常或荨麻疹样红斑基底上出现紧张水疱、大疱，尼氏征阴性，口腔、生殖器黏膜损害轻或无。

随着现代医学的发展，临床学科越分越细，对于少见且临床表现多样、复杂的疾病，易与其他疾病相混淆。没有足够的多学科理论知识，且警惕性不高，易出现误诊漏诊。内分泌科医生对于 BP 的整体认识局限，针对 BP 的临床表现思维固化于大疱的成批出现，同时对专科组织病理和免疫病理诊断标准不熟悉，容易将已具备确诊条件的病例误诊。除熟悉本专业理论知识外，也要对其他学科常见病的特点有所了解，同时应广泛地阅读文献，及时寻找关键性征象，培养评判性思维，对于临床上出现的任何可疑现象认真分析，及时寻求多学科诊疗，减少误诊。此外病史采集对明确病因、初步诊断和鉴别诊断都具有十分重要的意义。除了关注糖尿病现病史及局部伤口现状，详细询问既往初期局部是否有瘙痒、红斑等典型症状，也有助于指导初步诊疗方向及提供诊断依据的最基本资料。

四、误诊疾病的系统介绍

1. 概述　BP 是最常见的自身免疫性表皮下大疱病，好发于老年人，临床表现为在外观正常皮肤、红斑或荨麻疹样斑块的基础上出现紧张性水疱、大疱，尼氏症阴性。病理表现为表皮下水疱或裂隙，真皮浅层和疱液中嗜酸性粒细胞和中性粒细胞浸润。直接免疫荧光显示基底膜带 IgG、C3 线状沉积，少数 IgA、IgE 线状沉积。神经精神系统疾病、利尿剂（呋塞米、布美他尼）、新型口服降糖药物二肽基肽酶 4 抑制剂（维格列汀等）、含巯基药物、非甾体抗炎药、抗生素（阿莫西林、环丙沙星）、碘化钾和卡托普利、血管紧张素转化酶抑制剂类药物及程序性死亡蛋白 1 等免疫检查点抑制剂的应用，都可能增加发病风险。例如糖尿病患者在口服维格列汀后发生 BP，如果服用时间较长，且 BP 症状易于控制，则可继续使用；如果是近期使用或 BP 病情较重者，可以考虑换用其他类型口服降糖药。另外，BP 还可能与老年人恶性肿瘤如消化道、肺、膀胱某些癌症和淋巴增生性疾病有关。BP 典型皮损为尼氏征阴性的紧张性水疱、大疱，部分患者发病初期为伴剧烈瘙痒的荨麻疹样、红斑样丘疹或斑丘疹，10%～30% 伴口腔、食道或生殖器黏膜损害。

2. 临床表现　非水疱期表现为红斑样或荨麻疹性斑片、斑块，多数患者瘙痒剧烈，之后在外观正常或荨麻疹样红斑基底上出现紧张水疱、大疱，尼氏征阴性，口腔、生殖器黏膜损害轻或无。

3．组织病理　新鲜水疱取材可见表皮下水疱，疱液中存在数量不等的嗜酸性粒细胞和（或）中性粒细胞，真皮浅层可见嗜酸性粒细胞和中性粒细胞为主浸润。非水疱期无特异性，有时仅见表皮下裂隙和嗜酸性海绵水肿。

4．免疫组织化学

（1）直接免疫荧光（direct immunofluorescence，DIF）：新鲜水疱周围1cm内正常皮肤或红斑处取材，基底膜带IgG和（或）C3线状沉积，少数患者有IgA、IgE线状沉积。

（2）间接免疫荧光（indirect immunofluorescence，IIF）：以正常人皮肤冰冻切片为底物，患者血清中存在识别基底膜带的IgG自身抗体，呈线状分布。盐裂IIF以正常人皮肤为底物，1mol/L氯化钠溶液作用后表皮和真皮分离，IgG抗体呈线状结合在表皮侧。

（3）特异性疱病抗体酶联免疫吸附试验：血清中抗BP180和（或）BP230 IgG抗体水平升高，抗体水平多与疾病严重程度呈正相关。

5．治疗　根据病情严重程度采用不同的治疗方案。

国内学者依据皮损面积将BP分为轻、中和重度：皮损面积＜10%体表面积为轻度，10%～50%为中度，＞50%为重度。BP患者多存在高龄、伴多种合并症、同时使用多种药物、容易出现治疗不良反应等特点，因此治疗上应根据疾病严重程度选择最小剂量药物控制疾病进程。糖皮质激素是目前BP治疗的首选药物，主要依据皮损范围和病情进展程度选择剂量、剂型，治疗前应整体评估患者状况，常规进行血常规、生化、骨密度、乙型肝炎病毒及载量、结核、潜在肿瘤等筛查。为避免激素不良反应，还可联合米诺环素、烟酰胺、氨苯砜等免疫调节剂，或选择甲氨蝶呤、环孢素、吗替麦考酚酯、硫唑嘌呤。

保护皮肤创面和预防继发感染，保持创面干燥，高蛋白饮食。大疱需抽吸疱液，尽量保留原有的疱壁。小面积破溃，不需包扎，每日清创换药后暴露即可，大面积破溃可用湿性敷料，避免用易粘连的敷料。破溃处外用抗菌药，防止继发感染。如果BP患者皮损部位继发感染，可进行清洁沐浴，如臭氧浴、高锰酸钾浴等，但其在无感染皮损的患者中的意义尚不明确。对于广泛糜烂性皮损的患者，可使用非黏性界面辅料及硅胶型辅料，以减轻患者痛苦，加快皮损愈合。

严重的BP或黏膜部位受累的患者常常发生营养不良（体重指数＜21kg/m²，血浆白蛋白＜35g/L）。另外，需去除导致营养不良的因素，黏膜受累的患者可使用含有麻醉成分的漱口水，对于蛋白丢失过多的患者适当补充优质蛋白，疼痛严重的患者给予止痛治疗，抑郁焦虑的患者对症处理，并请营养科会诊评估营养需求。

（张会峰　河南省人民医院）

（吕丽芳　河南省人民医院）

参考文献

[1] 中华医学会皮肤性病学分会，中国医师协会皮肤科医师分会.自身免疫性表皮下大疱病诊疗共识（2022）[J].中华皮肤科杂志，2022，55（1）：1-11.

[2] 中国医师协会皮肤科医师分会自身免疫性疾病亚专业委员.大疱性类天疱疮诊断和治疗的专家建议[J].中华皮肤科杂志，2016，49（6）：384-387.

[3]Borradori L，Van Beek N，Feliciani C，et al.Updated S2 K guidelines for the management of bullous pemphigoid initiated by the European Academy of Dermatology and Venereology（EADV）[J].J Eur Acad Dermatol Venereol，2022，36（10）：1689-1704.

[4]Bağcı IS，Horváth ON，Ruzicka T，et al.Bullous pemphigoid[J].Autoimmun Rev，2017，16（5）：445-455.

[5]Sadik CD，Schmidt E.Resolution in bullous pemphigoid[J].Semin Immunopathol，2019，41（6）：645-654.

[6]Moro F，Fania L，Sinagra JLM，et al.Bullous Pemphigoid：Trigger and Predisposing Factors[J].Biomolecules，2020，10（10）：1432.

急性右下肢水肿伴足部畸形

一、疾病介绍

(一)病史

患者男性,51 岁,主因"发现血糖升高 13 年,右下肢水肿 7 周"住院。

现病史:13 年前体检发现血糖升高,无"三多一少"症状,诊断为"2 型糖尿病"。开始应用二甲双胍治疗,病程中逐渐出现视物模糊及趾端麻木。2 年前调整为胰岛素强化联合二甲双胍治疗,空腹血糖 8mmol/L 左右。7 周前无明显诱因突然出现右下肢水肿、皮温升高,局部皮肤色素沉着,并出现水疱并破溃,无疼痛,行走时有踩棉花感。偶伴发热、夜间盗汗,就诊于当地医院,足部 X 线示双足骨质破坏(病例 2 图 1),余无异常,诊断为"静脉炎"。患者拒绝手术,保守治疗。3 周后右下肢水肿未见好转,就诊于另一医院,考虑夏科足,足部 X 线证实。下肢血管彩超示右下肢静脉血栓形成,治疗 3 周后血栓消失,右下肢水肿仍未消退,遂收治入院。

既往史:痛风病史 23 年,先后服用秋水仙碱、别嘌醇、泼尼松及非布司他,近 6 年发作次数明显减少。吸烟史 20 年,已戒烟。饮酒史 20 年,已戒酒。母亲有糖尿病病史。

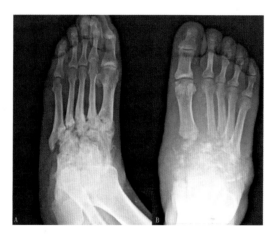

病例 2 图 1   足部 X 线片

注:左、右足跗骨、踝关节处可见骨质破坏。A:左足,B:右足。

（二）查体

1. 生命体征　正常，心、肺、腹查体未见明显异常。

2. 专科查体　上肢及双耳郭痛风石（病例 2 图 2E、图 2F），右下肢重度水肿，双足畸形，无疼痛感，皮肤呈黑色变，左足第 2 趾端水疱，右足第 3、第 4 趾端及趾背水疱形成，趾缝破溃（病例 2 图 2C、D），足背动脉搏动有力，胫后动脉搏动有力，右下肢皮温 39.6℃（病例 2 图 2B），左下肢皮温 36.9℃（病例 2 图 2A）。

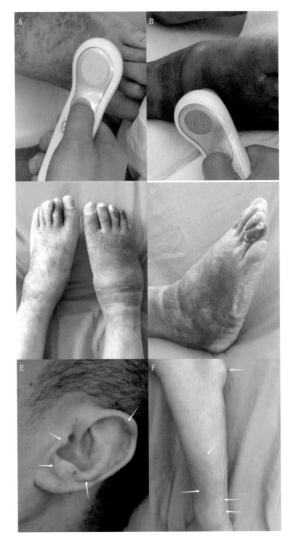

病例 2 图 2　专科查体

注：左下肢足背部皮肤温度 36.9℃（A），右下肢足背部皮肤温度 39.6℃（B）；双足畸形，皮肤呈黑色变，左足第 2 趾端水疱，右足第 3、第 4 趾端及趾背水疱形成，趾缝破溃，右下肢高度水肿（C、D）；耳郭处及双上肢痛风石（E、F，箭形）。

（三）化验

1. 糖化血红蛋白 9%。

2. 血常规 白细胞 9.8×10^9/L，中性粒细胞计数 7.44×10^9/L，中性粒细胞百分比 76.2%，血红蛋白 77g/L，血小板 493×10^9/L。

3. 降钙素原 0.06ng/ml，C- 反应蛋白 78.9mg/L。

4. 血生化 总蛋白 79.2g/L，白蛋白 31.9g/L，肌酐 71μmol/L，尿酸 463μmol/L，总胆固醇 4.94mmol/L，三酰甘油 1.12mmol/L，高密度脂蛋白胆固醇 0.96mmol/L，低密度脂蛋白胆固醇 3.09mmol/L。

5. 尿常规 尿蛋白 +。尿微量白蛋白 A/C = 288.1mg/g，尿白蛋白 232.5mg/L，肌酐 80.7mg/dL。24 小时尿蛋白 0.5g/24h，24 小时尿 1.4L。

（四）辅助检查

1. ABI 左侧 1.19，右侧 1.16。

2. 双足 CT（病例 2 图 3） 双踝关节、双足多发跗骨及跖骨近端不规则形骨质破坏，关节间隙变窄消失，周围见片絮状骨片影骨膜反应，周围软组织肿胀，内见多发点片状高密度影。能谱图像示踝关节、跗骨关节及趾骨周围见多发绿色结晶。诊断意见：双足重度糖尿病足改变，伴夏科关节、多发痛风石形成。

3. 双足 MRI（病例 2 图 4） 双踝关节、双足多发跗骨及跖骨近端不规则片状长 T_1 长 T_2 信号影，以双侧多发跗骨为著，结构紊乱，信号混杂，边界不清，关节间隙显示不清，周围软组织肿胀。诊断意见：双踝关节、双足多发骨质及软组织异常改变，以双侧跗骨为著，结合病史考虑糖尿病足改变。

4. 骨密度 骨量正常。

5. 眼底检查 视网膜病变 3 级。

（五）初步诊断

1. 双足糖尿病夏科足合并痛风性关节炎 右足夏科足急性期；2 型糖尿病性周围神经病变；2 型糖尿病性肾病 3 期；2 型糖尿病性视网膜病变 3 期。

2. 痛风。

3. 血脂异常。

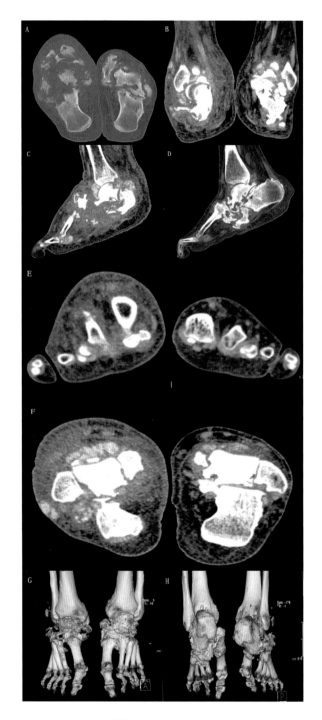

病例 2 图 3 双足 CT

注：双踝关节、双足多发跗骨及跖骨近端不规则形骨质破坏，关节失常，诸关节间隙变窄消失，周围见片絮状骨片影骨膜反应，周围软组织肿胀，内见多发点片状高密度影（A、B、C、D、E、F）；能谱图像示踝关节、跗骨间关节及趾骨周围多发绿色结晶（G、H）。

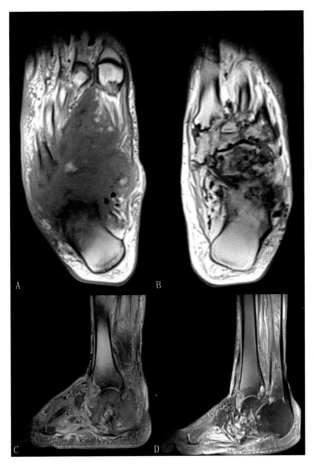

病例 2 图 4　双足 MR

注：双踝关节、双足多发跗骨及跖骨近端不规则片状长 T_1 长 T_2 信号影，以双侧多发跗骨为著，结构紊乱，信号混杂，关节间隙显示不清，周围软组织肿胀；右足较左足严重。（A、C 为左足；B、D 为右足）。

二、诊疗经过及随访

1. 诊疗经过　患者入院 7 周前当地医院诊断为"静脉炎"，内科治疗 3 周后右下肢水肿未见好转，4 周前当地另一医院考虑夏科足、右下肢血栓性静脉炎，给予抗血小板、营养神经、降糖、降尿酸治疗 3 周。复查彩超提示：右下肢血栓消失，右下肢水肿稍好转，但仍未消退，导致病情有所延误，后就诊于我院。查体示右下肢重度水肿，双足畸形，无疼痛感，皮肤呈黑色变，左足第 2 趾端水疱，右足第 3、第 4 趾端及趾背水疱形成，趾缝破溃，右下肢皮温 39.6℃，左下肢皮温 36.9℃，双耳郭、上肢、肘关节及手背部可见痛风石。足部水疱破溃后疱液漏出，去除发黑疱皮后，局部涂抹重组牛碱性成纤维细胞生长因子凝胶（贝复新），换药后，局部创面新鲜，无脓液及坏死组织，排除右下肢重度感染可能，且右下肢皮温较左下肢明显升高，> 2℃。最终诊断为糖尿病夏科足（左足重建期 右足重建期再急性发作）合并痛风性关节炎。

夏科足病患者的内科治疗目标是控制骨及软组织炎症，阻止骨进一步破坏，使患足或踝关节达到可以稳定地应用鞋具或适当的矫正支具的最低程度畸形。另一个目标是，避免健侧足畸形及溃疡的发生。换而言之，夏科足病的内科治疗目标是足部减压、治疗骨疾病和预防骨折的发生，使患者尽可能保留足功能。

对于痛风性关节炎的治疗，长期降尿酸治疗是关键，将血尿酸水平控制在300μmol/L 以下，可以预防痛风发作，而且可以使尿酸盐结晶溶解，晶体数量减少、体积缩小，还可以避免新的结晶形成，改善痛风患者的心脏、肾脏并发症，降低死亡率。

来我院后，对该患者诊断明确，评估患者的综合情况，进行个体化治疗：胰岛素、二甲双胍降糖，非布司他降尿酸，阿司匹林抗血小板聚集，阿托伐他汀钙调脂，多糖铁复合物胶囊纠正贫血，甲钴胺、硫辛酸、牛痘疫苗营养神经，同时给予双下肢支具进行双下肢减压。2 周后患者右下肢水肿明显减退，但是仍有畸形，尿酸水平控制平稳。

2. 最终诊断　①双足糖尿病夏科足合并痛风性关节炎 右足夏科足急性期，2 型糖尿病性周围神经病变，2 型糖尿病性肾病 3 期，2 型糖尿病性视网膜病变 3 期；②痛风；③血脂异常。

3. 随访　出院后患者拒绝使用支具减压治疗，嘱院外遵医嘱用药并避免双下肢行走及负重。6 个月后随诊患者足部畸形未加重，痛风未发作。

三、治疗中容易误诊的因素及治疗的体会

根据病史和检验检查结果，该例患者的诊断是夏科神经关节病合并痛风性关节炎。但是值得考虑的是，这两者之间有何联系？目前考虑如下：该患者痛风病史 23 年，糖尿病病史 13 年，痛风患者的糖尿病发生率也会增加；另外，糖尿病患者中，由于周围血管病变，导致血流速度减慢，可促进尿酸盐的沉积，也会加重痛风的发展。而夏科足为糖尿病周围神经病变，发生于双足踝关节、跗骨关节及趾骨周围的痛风性关节炎可导致其发生并加重其发展；同时，夏科足可导致关节畸形、错位，因此在夏科足关节损伤部位痛风石容易蓄积，两者均可导致患者双足关节破坏和畸形，没有明确的因果关系，同时出现后可相互影响、互相加重。查阅文献，未查及有关夏科足合并痛风性关节炎的文献，考虑一方面是由于夏科足发病率低，临床医生对其警惕性不高，容易漏诊和误诊；另一方面，虽然痛风的发病率逐年提高，但临床医师诊断夏科足时，

往往只诊断一种疾病，容易忽略其并发痛风性关节炎的可能。因此，随着糖尿病夏科足及痛风发病率的逐年提高，临床医生更应提高警惕，避免误诊和漏诊。这位患者双足夏科足稳定的基础上，右足急性发作、左足未急性发作，在临床罕见。未查到相关文献报道。

四、误诊疾病的系统介绍

1. 夏科足 夏科神经骨关节病（Charcot neuroarthropathy，CN）也被称作夏科足（Charcot foot），是一种累及足和踝部骨、关节及软组织的最早表现为炎症的疾病，是一种破坏性骨科疾病，这种情况的真实发病率或流行率尚不清楚。然而据估计，发病率为 0.1% ~ 0.9%。

以前，脊髓结核（一种实质性梅毒。在梅毒感染后，主要是脊髓后根及脊髓后索发生变性所致）、脊髓空洞症、麻风病、慢性酒精中毒、脊髓损伤、周围神经病变等是引起夏科神经骨关节病的主要原因，这些病因的共同关键之处是痛觉丧失或减退的足不断活动受压。当今，脊髓结核患病人数明显下降，糖尿病已成为夏科氏足的首要病因，夏科足在糖尿病神经病变患者中的发病率估计为 0.8% ~ 7.5%。

临床医生应该高度警惕这个趋势。夏科足的病因最有可能的是神经血管性和神经创伤性。关于急性夏科足的发病机制，在患有严重神经病变的基础上合并创伤是被最广泛认可的病因学说。由于神经病变引起的感觉减退或丧失，患者对于最初的创伤和深部的骨破坏无法察觉。于是继续使用患足行走，使足和踝部的骨及关节多次重复的受压破坏。如此恶性循环导致足部病变的进一步加重。国内有关夏科足的文章较少，多以个案讨论形式出现，大多数临床医生不能正确识别此病，易造成漏诊、误诊。国内研究报道，首诊误诊率高达 41.2%。

Eichenholtz 将夏科足病病情自然演变过程根据放射学变化分为三个不同阶段：发展期、骨融合期、骨重建期。发展期为急性期和破坏阶段。在发展期，出现足关节肿胀，软组织水肿，关节半脱位，骨和软骨碎片形成和关节内骨折。在发展期，感觉减退或丧失的足受到轻微的损伤引起骨和关节破坏，持续地行走负重致使病情加重。创伤诱发的充血性炎症反应使骨吸收增加，同时使骨更容易受到进一步损伤和破坏。减压和避免负重在这个阶段是必须的。X线片提示关节边缘存在碎骨、骨碎片及关节紊乱。在骨融合期，表现为：足的水肿减轻，小的碎骨吸收和骨折愈合。这阶段临床和放射线证据表明骨开始修复。在骨重建期，骨进一步修复和重建，以试图恢复稳定和稳态。该期特点包括骨性强直、成骨、骨硬化减少、进行性关节融合及新骨形成，这个阶段夏科足容易被诊断。如果在病情发展前早诊断和治疗夏科足，结局一般仅为轻微的关节破坏和畸形。国际夏科关节工作小组 2011 年指南关于活动性夏科氏足的诊断建议：①活动性夏科足的诊断主要依靠病史和临床表现，但确诊要借助影像学检查；②炎症是最早临床表现，在夏科足的病理生理学方面起重要作用；③神经病变患者中，急性足或踝关节的骨折或异位应被认为是急性夏科足病，因为骨的愈合是一种炎症过程，即使没有变形；④ X 线检查应是首选的影像学检查方法，若无明显病理征象，应该观察有无细微的骨折或半脱位变化；⑤临床可疑时，在 X 线检查结果正常时，确诊需借助 MRI 和核医学检查。

此患者有 13 年的糖尿病病史，并且存在外周神经病变，患足足趾破溃、足背及踝部肿胀、不稳定且丧失关节功能，但无疼痛，是很典型的无痛觉的夏科足。

2. 痛风性关节炎　高尿酸血症是嘌呤代谢紊乱引起的代谢异常综合征。血尿酸超过其在血液或组织中的饱和度可在关节局部形成尿酸钠晶体并沉积，诱发局部炎症反应和组织破坏，即痛风。沉积于关节，即痛风性关节炎。痛风石是痛风的特征性临床表现，常见于耳郭、关节及关节周围，侵蚀骨质或结缔组织，临床表现为关节红肿热痛，严重者出现关节畸形或功能受损。

虽然痛风已成为临床上的常见病、多发病，但在临床工作中诊断痛风的手段仍十分有限，主要依靠临床表现及血尿酸的持续升高。但是，有的患者在急性发作期时血尿酸水平又在正常范围内，这就给痛风的诊断带来一定的困难，甚至在已诊断痛风的患者中，单从临床角度也很难排除合并骨关节炎的可能。临床诊断痛风的金标准是在偏振光显微镜下关节滑液或痛风石抽吸标本中发现阳性的双折射谷氨酸钠尿酸盐结晶，但该操作是有创检查，难度较大，存在感染、出血等可能，因此限制了它的临床应用。而近几年开始广泛应用于临床的双源 CT 以光子衰减的物理原则为基础，可显示出尿酸盐（绿光）和钙盐（紫光），从而准确区分定性尿酸盐结晶，对痛风性关节炎的诊断具有较高的特异性。

该患者有 23 年的痛风病史，并且双耳郭、双手背满布痛风石。因此，痛风性关节炎需高度怀疑。此例患者血尿酸水平 463 μmol/L（正常范围 155 ~ 428 μmol/L），全身多处均可见痛风石、双足畸形、关节功能障碍，X 线片显示踝关节、跖趾关节、跗骨关节处骨质严重破坏，这些结果均符合痛风性关节炎的诊断。确诊的下一步检查为双下肢双源 CT 检查，在这例患者中，双源 CT 中可见踝关节、跗骨关节及趾骨周围多发绿色结晶，即尿酸盐结晶，明确了患者并发痛风性关节炎的诊断。

3. 血栓性浅静脉炎　该病在临床上属于较为常见的血液回流障碍性疾病，急性期局部红肿热痛及日常基本活动受限明显，经抗炎、止痛、抗凝等治疗后，部分患者进入慢性期，尽管患病部位炎性反应有所减轻，但患肢仍存在一定程度肿胀、疼痛、条索状肿物形成，久行或久站后症状加重，严重影响患者正常生活。目前认为血液高凝状态、血流缓慢、静脉壁损伤是公认的与血栓性浅静脉炎形成相关的三大主要因素。对下肢静脉血栓的评估可以通过下肢血管彩超来完成。

下肢突然水肿常见的原因包括下肢静脉血栓形成，因此对患者进行初步检查时，血栓性静脉炎是需要首先考虑的。虽然该患者首诊查彩超提示右下肢静脉血栓形成，但给予抗血小板、营养神经、降糖治疗3周后，复查彩超提示下肢静脉血栓消失，而患者症状并无改善，故可以排除血栓性静脉炎的诊断。

4. 骨髓炎　慢性骨髓炎是发生于骨组织的细菌感染性疾病，糖尿病足、血源性骨髓炎、内固定术后或开放性骨折均应警惕慢性骨髓炎的发生。常见症状是局部红肿疼痛、流脓，发热并不多见，在充分了解患者病史、症状的基础上，需要结合全面的实验室检查、影像学检查和组织学活检对慢性骨髓炎进行最终诊断，其中实验室检查与影像学检查联合阳性可以直接诊断，但骨组织活检是诊断的金标准。

当临床上，需要把夏科足和骨髓炎进行鉴别时，最特异的鉴别方法是详细的临床病史、足或踝体格检查及影像学改变。由于骨髓炎的表现同样可在急性夏科足中见到，因此，有时难以鉴别，夏科足会被误诊为骨感染。当骨附近软组织有感染或慢性溃疡时，需考虑骨髓炎。然而，在血液循环良好、严重外周神经病变、无足溃疡的夏科足病例中，非感染软组织炎症常伴骨和关节快速的破坏。对难以诊断的患者，譬如骨附近有慢性未愈合创面或感染存在时，需要做骨活检。

鉴于该患者并无骨髓炎的相关病史及临床表现，排除骨髓炎诊断。

5. 蜂窝织炎　该病系皮下组织、筋膜下、肌间隙的急性弥漫性化脓性感染。通常由链球菌或葡萄球菌引起，大部分皮损是原发的，细菌通过小的皮肤创伤侵入，有的可由淋巴及血行感染所致，好发于四肢及颜面等部位，表现为感染部位红肿热痛，并伴有发热和白细胞的显著增高。

该患者的临床征象不符合蜂窝织炎的诊断。

（张会峰　河南省人民医院）

（牛瑞芳　河南省人民医院）

参考文献

[1]Rogers LC，Frykberg RG，Armstrong DG，et al.The Charcot foot in diabetes[J].Diabetes Care，2011，34（9）：2123-2129.

[2]Fabrin J，Larsen K，Holstein PE.Long-term follow-up in diabetic Charcot feet with spontaneous onset[J].Diabetes Care，2000，23（6）：796-800.

[3]Lavery LA，Armstrong DG，Wunderlich RP，et al.Diabetic foot syndrome：evaluating the prevalence and incidence of foot pathology in Mexican Americans and non-Hispanic whites from a diabetes disease management cohort[J].Diabetes Care，2003，26（5）：1435-1438.

[4]Sinha S，Munichoodappa CS，Kozak GP.Neuro-arthropathy（Charcot joints）in diabetes mellitus（clinical study of 101 cases）[J].Medicine，1972，51（3）：191-210.

[5]Osterhouse MD，Kettner NW.Neuropathic osteoarthropathy in the diabetic foot[J].J Manipulative Physiol Ther，2002，25（6）：416-422.

[6]Newman JH.Non-infective disease of the diabetic foot[J].J Bone Joint Surg Br,1981,63（4）：593-596.

[7]兰国宾，戴士林，郝泽普，等.夏科氏关节病的 CT 及 MRI 特征表现分析 [J].中国临床医学影像杂志，2015，26（5）：374-377.

[8]Storey GO.Charcot joints[J].Rheumatol Phys Med，1970，10（7）：312-320.

[9]石鸿雁,许樟荣.糖尿病夏科足国际专家共识介绍 [J].中华糖尿病杂志,2012,04（4）：252-254.

[10]Nicolaou S，Yong-Hing CJ，Galea-Soler S，et al.Dual-energy CT as a potential new diagnostic tool in the management of gout in the acute setting[J].AJR Am J Roentgenol，2010，194（4）：1072-1078.

[11]Ledermann HP，Morrison WB.Differential diagnosis of pedal osteomyelitis and diabetic neuroarthropathy：MR Imaging[J].Semin Musculoskelet Radiol，2005，9（3）：272-283.

病例 3

黑色素瘤

一、病例介绍

(一)病史

患者女性，66 岁，主因"口干、多饮 10 余年，右拇趾溃烂 3 个月"，于 2018 年 5 月 14 日入院。

现病史：10 余年前无明显诱因出现口干、口渴、多饮、多尿、多食，无心慌、手抖、多汗，无脾气暴躁，无手足抽搐，无视物模糊、四肢麻木，无泡沫尿，无长期激素应用史，就诊于当地医院。查随机血糖 16mmol/L，诊断为"2 型糖尿病"，予二甲双胍片 每次 0.5g 每日 1 次、格列美脲片 每次 2mg 每日 1 片，降糖治疗，偶测血糖 空腹血糖波动在 6 ~ 10mmol/L，口干、口渴、多饮、多食症状改善。2 年前因胃肠道不适停用口服降糖药，调整为甘舒霖 30R 早餐前 20U、晚餐前 18U、餐前 30 分钟皮下注射，平素血糖控制可，无频繁低血糖。3 个月前因灰指甲出现右拇趾溃烂，于当地医院拔除趾甲后，出现伤口不愈合，创面皮肤发黑，伴间断出血，无疼痛、溢脓，就诊于当地医院，予以胰岛素控制血糖，并规律换药包扎及促进伤口愈合外用药物（具体不详）处理，效果不佳，于 2018 年 5 月 13 日就诊于我院，门诊以"糖尿病足 2 型糖尿病"收入院。自发病以来，神志清，精神可，饮食及睡眠可，大便正常，小便如上述，体重未见明显改变。

既往史：冠心病 10 余年，间断口服丹参滴丸治疗。3 年前因胆囊结石行手术治疗。2 年前因肾结石行体外冲击波碎石。发现高血压 3 个月，最高血压 150/90mmHg，给予雷米普利 5mg/ 次 1 次 / 日降压，未规律服用。

个人史、婚育史、家族史：无特殊。

(二)入院查体

专科检查：左足正常，足背动脉搏动正常，右足辅料包扎，右足拇趾趾甲拔除，创口皮肤发黑，无溢脓、出血，拇趾甲根处皮肤红肿，未触及波动，右侧足背动脉搏动正常，未闻及明显臭味（病例 3 图 1）。

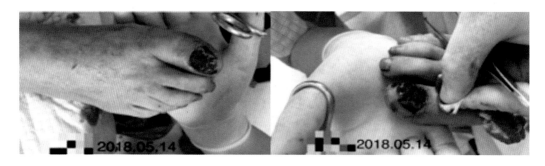

病例 3 图 1　入院创面

（三）辅助检查

1. 血常规＋CRP：白细胞 6.1×10^9/L，中性粒细胞计数 3.49×10^9/L，中性粒细胞百分比 57.4%，红细胞 4.01×10^{12}/L，血红蛋白 122.0g/L，血小板 284×10^9/L，C- 反应蛋白 4.4mg/L。

2. 尿常规：尿蛋白（-），白细胞（弱阳性），隐血（弱阳性）。

3. 糖化血红蛋白 7.1%。

4. 肝肾功能未见异常。

5. 创面基底部分泌物培养（-）。

6. ABI：左侧 1.27，右侧 1.27。

7. 骨密度：骨质疏松。

8. 足部 X 线：右足骨质疏松。

9. 彩超：双侧颈总动脉内中膜增厚，左侧颈动脉斑块形成，下肢静脉血管管腔内血流通畅。

10. 下肢动脉 CTA：腹主动脉下段软硬斑，管腔未见明显狭窄。

（四）诊断

1. 初步诊断

（1）糖尿病足（右）？

（2）2 型糖尿病伴并发症。

（3）2 型糖尿病性周围血管病变。

（4）冠心病。

（5）高血压 1 级（很高危）。

2. 鉴别诊断

（1）糖尿病足：初诊糖尿病或已有糖尿病病史的患者，足部出现感染、溃疡或组织的破坏，通常伴有严重下肢神经病变和（或）周围动脉病变。血管彩超提示广泛的动脉粥样硬化、狭窄、闭塞等，动脉造影可提示广泛血管狭窄或闭塞；感觉阈值、神经肌电图、体感诱发电位可辅助诊断神经病变。

（2）血栓闭塞性脉管炎：又称 Buerger's 病，是一种节段性、非动脉硬化的炎症性阻塞性疾病，主要累及四肢远端中小血管、神经等，尤其是下肢血管。病理变化为血管壁节段性、非化脓性炎症伴腔内血栓形成，管腔阻塞引起肢体缺血而产生缺血性疼痛，可引起溃疡、坏疽，甚至导致截肢。多见于45岁以下男性；绝大多数有烟草接触史；下肢远端缺血的存在：跛行、静息痛、缺血性溃疡或坏疽，经非侵入性血管检查证实，彩超检查多无动脉钙化病灶，动脉造影可见受累段处于狭窄或闭塞状态；排除明确的自身免疫性疾病、血液高凝状态、糖尿病等相关血管硬化性病变和腘动脉陷迫综合征；排除有近端来源栓子。

（3）恶性肿瘤：皮肤溃疡是临床上恶性肿瘤严重的并发症之一，多种恶性肿瘤可引起溃疡，如血管瘤型恶性黑素瘤、芽生菌病样黑素瘤、疣状鳞癌、非霍奇金淋巴瘤等。

（4）青斑血管炎：是一种以小腿、踝部紫癜、坏死，象牙白色萎缩斑，上有毛细血管扩张和周围色素增加为特征的疾病，具有慢性周期性复发特点。初起在下肢，尤其踝部、足背部多见，皮损为红色或暗红色斑疹、丘疹，进而发展成愈合缓慢的溃疡，多为双侧对称性，伴疼痛。经过数周及数月时间，遗留形成瓷白色星状瘢痕，称为白色萎缩，局部可见扩张的毛细血管形成褐色青斑样色素沉积及网状青斑。典型组织病理表现：真皮血管内血栓形成，纤维蛋白原沉积，节段性透明样变，内皮细胞增生，周围缺乏或仅少量白细胞浸润。

（5）钙化防御：又名钙化性尿毒症性小动脉病变（calcific uremic arteriolopathy，CUA），是一种少见的以皮肤或皮下脂肪小动脉中膜钙化、内膜增殖、血管腔内血栓形成，导致受累皮肤缺血、坏死及溃疡形成为主要特征的综合征。女性较男性易患钙化防御，患病比例为（2～3）：1，可分为尿毒症性钙化防御和非尿毒症性钙化防御。非尿毒症性钙化防御常发生于原发性甲状旁腺功能亢进、恶性肿瘤、自身免疫病、糖尿病、酒精性肝病等。最常累及的部位是脂肪丰富的地方，如乳房、大腿、腹部、臀部、肩部等。但不只局限于皮肤和皮下脂肪组织（皮肤钙化防御），还可累及骨骼肌、肠道、脑、心脏、肺脏、眼和肠系膜等（内脏钙化防御），以皮肤受累最常见。皮损的初始表现一般是先出现皮下结节，伴有紫罗兰样的斑点，随着缺血坏死加重，逐渐形成水疱、溃疡或焦痂，严重者发展为坏疽，常常伴有剧烈疼痛；溃疡的类型多变，其特征是比较深、不规则形、星形放射状或者楔形溃疡。

二、诊疗经过及随访

入院后积极完善检查后，予以控制血糖、抗炎、营养神经、改善循环、创面换药（病例3图2）等对症治疗。取患者创面皮肤组织送病理检查，病理报告回示：右足第一趾：鳞状上皮乳头状增生伴角化亢进，真皮浅层见多量破碎的痣细胞团，部分细胞核大，可见核仁，可见亲表皮现象，免疫组化结果：HMB45（+），Melan-A（+），S-100（+），P53（-），Ki67（约40%+），Cyclin-D1（+），结合组织形态及免疫组化提示恶性黑色素瘤，病变少。为进一步明确是否有远端转移，行全身淋巴结、子宫及双附件等彩超检查，未发现病灶，排除转移，与家属沟通后于2018年5月19日行"右拇趾截趾术"治疗。术中将切除的右拇趾远端送病理活检，病理报告回示：免疫组化结果显示CD117（+），CK（AE1/AE3）（-），CK5/6（-），HMB45（+），Ki67（约55%+），Melan-A（+），S-100（+），SOX-10（+），Vimentin（+），Cyclin-D1（+），EMA（-），P40（-），符合恶性黑色素瘤，侵犯真皮组织，骨组织未见瘤组织累及，取材皮肤切缘未见肿瘤组织。术后行PET/CT，结果回示：①右足第一趾术后改变，暂未见明显转移性肿瘤改变；②纵隔及右肺门高代谢淋巴结，暂考虑炎性摄取，建议密切随诊除外转移；右肺上叶多发慢性炎症；双肺胸腔少量积液；③脂肪肝、胆囊缺如、右肾盂多发结石；④老年子宫改变；⑤多锥体退行性改变；⑥右侧髂腰肌肿胀，代谢增高，暂考虑非特异性摄取，建议随诊。患者术后恢复良好出院（病例3图3、病例3图4）。

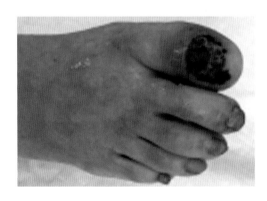

病例3图2　换药创面

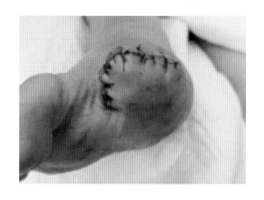 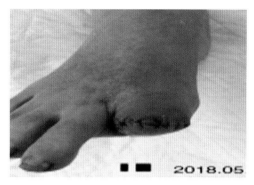

病例3图3 术后第2天　　　　　　病例3图4 术后第5天

2018年8月16日患者再次以"右足拇趾黑色素瘤截趾术后3个月，复发20天"为主诉入院。右足拇趾平趾间关节截断，创面愈合良好，腓侧可见一米粒大小黑色素痣，拇趾残端血循环良好，肢端末梢感觉尚可。积极完善相关检验检查，评估患者身体状态后，于2018年8月20日行"右拇趾恶性黑色素瘤术后复发二次切除＋皮瓣修复"手术，术中在右足拇趾残端腓侧病灶切开后可见一约0.8cm×0.2cm的组织中心为黑色，深及筋膜层。距离正常皮肤0.6cm，彻底切除发黑组织至正常组织。术中送检右拇趾切除组织标本，病理结果回示：镜下示皮肤真皮及皮下组织中间团片状异型细胞浸润，胞质中可见色素，结合病史，考虑恶性黑色素瘤复发。术后患者恢复可，而后分别于2018年8月24日至2018年8月28日、2018年9月18日至2018年9月22日予以"达卡巴嗪＋奈达铂"方案化疗，恢复良好。

最终诊断：

（1）恶性黑色素瘤，右足拇趾截趾术后。

（2）2型糖尿病伴多并发症。

（3）2型糖尿病性周围神经病变。

（4）2型糖尿病性周围血管病变。

（5）冠心病。

（6）高血压1级 很高危。

（7）骨质疏松

（8）甲状腺结节。

（9）脂肪肝。

（10）左肾盂多发结石。

（11）左肾囊肿。

三、治疗中容易误诊的因素及治疗的体会

黑色素瘤指有恶性变化的色素斑痣，来源于黑色素细胞，是由交界痣或混合痣性质的痣发展而来。虽然不一定由斑痣恶变，但是慢性刺激和不恰当的治疗对斑痣转变成黑色素瘤有很大的关系。经常受摩擦的手掌、足底和眼部的黑痣以及位于表皮和真皮交界处的黑痣容易恶变，可被认为是黑色素瘤的前驱期。黑色素瘤具有高度的侵袭性，早期即能由淋巴道和血行转移至肝、脑、骨、黏膜等处。常见的皮肤恶性黑色素瘤（病例3图5）可分为4型，即浅表扩散性、结节型、肢端雀斑样型、恶性雀斑样型，我国以肢端雀斑样型最常见，主要发病部位为肢端（足底、足、趾、手指末端及甲下）。过度接受紫外线照射是皮肤黑色素瘤的明确病因，但肢端型黑色素瘤是个例外，紫外线暴露无法解释肢端型黑色素瘤的发生，其可能受外伤、黑痣反复破溃等其他非紫外线致癌机制影响更大。

我国肢端恶性黑色素瘤较多，此类黑色素瘤往往无色素沉着，不存在经典黑色素瘤"ABCD"（不对称、边缘不规则、颜色不一、直径≥6mm）的表现。一些回顾性的研究表明，肢端黑色素瘤的误诊率高达25%～36%。肢端黑色素瘤常表现为溃疡，发生在足部的黑色素瘤有时很难与糖尿病足区分，甚至两者同时存在，临床极易误诊。

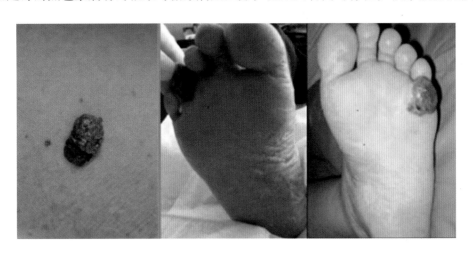

病例3图5　恶性黑色素瘤

四、误诊疾病的系统介绍

糖尿病足是糖尿病患者由于长期血糖控制不良，出现神经病变及各种不同程度末梢血管病变致下肢感染、溃疡形成和（或）深部组织的破坏。依据糖尿病足溃疡的病因，

可分为神经性足溃疡、缺血性足溃疡、神经－缺血性足溃疡。其中，神经性足溃疡多位于足部压力增高处，常存在角化过度的组织，伤口表浅、边缘不规则，伴感觉缺失，皮肤局部血液循环尚可。缺血性足溃疡多见于足缘、趾端、踝部和易反复受力摩擦的部位，伤口呈穿孔状、较深，创面呈灰白色、黄色或黑棕色，肉芽组织少，严重时色泽暗且伴静息痛，温度偏低，创面较干燥，渗血少，足背和（或）胫后动脉搏动极弱或不可触及。神经－缺血性足溃疡最常见，易发生于足部远端，可同时有神经性足溃疡和缺血性足溃疡的表现，可伴深度组织坏死。肢端黑色素瘤早期表现为外伤后经久不愈，与糖尿病足肉芽组织过度增生、组织发黑坏疽相似。干性坏疽有明显的缺血，与周围健康组织之间有明显的分界线，坏疽周边的皮肤发紫、发暗，皮温低，而黑色素瘤患者病变处发黑，而临界皮肤基本正常。湿性坏疽多伴有明显的感染，坏死组织与健康组织间无明显分界线，而黑色素瘤患者多无感染，且与周边皮肤分界清晰。

观察本例患者，此患者血糖控制良好，并无明显的缺血症状及感觉异常，下肢动脉 CTA 提示下肢血管管腔未见明显狭窄，ABI 正常，炎性指标不高，创面细菌培养为阴性。追问患者病史后发现患者右足拇趾灰指甲 2 年，感染后指甲自行脱落，伤口 1 个月未愈合，至当地医院治疗，创面血供丰富，但长好的皮肤下反复出现黑色物质并破溃，经久不愈。患者创面血供良好，但却反复破溃无法愈合，且创面出现黑色物质，与周围皮肤界限清楚，与常见的糖尿病足溃疡不同。开始一直按照"糖尿病足"的诊断进行治疗，但创面却难以愈合。创面上反复出现的黑色物质又是什么？此时需要临床医生解开这个疑问。临床上取此患者创面组织行病理学检查，组织活检最终确诊为"恶性黑色素瘤"。

由于黑色素瘤的高度侵袭性，临床医师要保持高度怀疑的态度，将黑色素瘤从糖尿病足溃疡中区分出来，以减少黑色素瘤的误诊率。一些情况可提示尽早行病理组织检查：①患者不存在糖尿病周围神经病变、周围血管病变、外伤史等足溃疡出现的危险因素，应高度怀疑黑色素瘤的及其他皮损和可能性；②如果足溃疡经久不愈，就要寻找影响溃疡愈合的因素，例如溃疡处存在异物、有严重的动脉病变、反复的外力刺激、持续性的感染。如果没有明显的影响溃疡愈合的因素存在，应尽早行病理组织检查以排除黑色素瘤；③如果皮损表现为不典型的溃疡，如有易出血的颗粒组织出现和色素沉着，应尽早行病理组织检查。

手术是黑色素瘤治疗的主要手段。在完成病理活检确诊黑色素瘤后应当行扩大切除术，其深度应达到甚至包括深筋膜。专家共识推荐扩大切除的安全切缘是根据病理报告中的肿瘤浸润深度（Breslow 厚度）来决定的：原位癌推荐切缘 0.5 ~ 1.0cm；病灶厚度≤ 1.0mm 时，安全切缘为 1cm；厚度在 1 ~ 2mm 时，安全切缘为 1 ~ 2cm；厚度在 > 2mm 时，安全切缘为 2cm。更宽的切缘对局部复发率、无病生存率（DFS）和总体生存期（OS）并无显著提升。

对巨大的原位癌或发生于面部、肢端等无法达到上述切缘要求的部位，应保证切除边缘组织病理学阴性。

甲下型黑色素瘤是肢端雀斑样痣中最常见的亚型。截指（趾）水平通常是临床医生最关心的问题。近端截指（掌指关节）和远端截指（近端或远端指间关节）的生存预后并没有明显差异。远端截指（趾）能够尽可能地保留形态及功能，并且可为潜在的局部复发尽可能地保留治疗空间，因此更为推荐。若远端截指（趾）后局部复发，可再考虑行近端截指（趾）。

由于黑色素瘤的预后极差，在糖尿病患者合并足溃疡的诊治过程中，如果怀疑有黑色素瘤的可能性，即使可能性很小也要做病理组织检查来明确诊断，以减少黑色素瘤的误诊率，从而提高患者的生存率。

参考文献

[1]CSCO 黑色素瘤专家委员会 . 中国黑色素瘤诊疗规范 [M]. 北京：人民卫生出版社，2018.

[2]Steven TC，Alan CG，Tsao H.Update on the epdemiology of melanoma[J].Curr Dermatol Rep，2013，2（1）：24–34.

[3] 高伟，冉兴无 . 误诊为糖尿病足溃疡的黑色素瘤临床特点 [J]. 西部医学，2011，23（7）：1233–1235，1238.

[4]Soon SL，Solomon AR，Papadopoulos D，et al.Acral lentiginous melanoma mimicking benign disease：the Emory experience[J].J Am Acad Dermatol，2003，48：183–188.

[5] 刘东，伦立德 . 血液透析患者恶性黑色素瘤误诊为糖尿病足坏疽 1 例报道 [J]. 中国血液净化，2007，6（12）：687.

[6]Robinson AV，Keeble C，Lo MCI，et al.The neutrophil–lymphocyte ratio and locoregional melanoma：a multicentre cohort study[J].Cancer Immunol Immunother，2020，69（4）：559–568.

[7]Lens MB，Nathan P，Bataille V.Excision margins for primary cutaneous melanoma：

updated pooled analysis of randomized controlled trials[J].Arch Surg，2007，142（9）：
885-891.

[8]Patterson RH，Helwih EB.Subungual maligant melanoma：aclinical-pathologic study[J].
Cancer，1980，46（9）：2074-2087.

（张会峰　河南省人民医院）
（刘东苗　河南省人民医院）

病例 ④

库欣综合征并发下肢皮肤溃疡

一、病例介绍

（一）病史

患者女性，27 岁，主因"皮肤紫纹 5 年（病例 4 图 1），左下肢溃烂 11 天（病例 4 图 2）"入院。

现病史：患者 5 年前无明显诱因出现下腹部两侧皮肤白纹，逐渐增粗、颜色变紫，伴头部皮肤脱屑。当地医院诊断为"银屑病"，予以"激素"治疗。4 年前体重增加、脸变圆红，唇上小须，腹围增大，四肢变细，腹部紫纹面积蔓延。3 年前停止"激素"治疗，改为口服中药治疗"银屑病"。2 年前"银屑病"治愈停药，但腹部皮肤紫纹颜色加深增宽，范围逐步扩大，发展为整个腹部、腰背部、大腿内侧，呈粗大火焰状紫纹，多血质面容逐渐加重，皮肤变薄易破，愈合慢，无皮下瘀斑。1 年前患者停经。5 个月前患者在当地诊所测血压 180/120mmHg，予降压药（具体不详）控制血压，血压降至 140/90mmHg 以后未再治疗。半年前不慎将左足背上方磕破，伤口约指甲盖大小，逐渐结痂，痂周围皮肤无红肿，痂皮尚未脱落。半月前痂周略红肿，无发热及疼痛，自行碘酒消毒，无好转。12 天前乘坐一夜火车，11 日前左膝下至踝部皮肤红肿，表面有渗液，原有痂皮脱落、破溃。左下肢胫前出现散在的 3 ～ 4 处皮肤呈紫色，直径 1 ～ 3cm，未破，高出周围皮肤，皮下有波动感，自行弄破后流出血性脓液，立即就诊于当地医院行胫腓骨正侧位片：左胫腓骨骨质未见异常，局限性软组织缺损，随后于另一医院住院。验空腹血糖 14mmol/L，并发现右侧肾上腺占位，皮质醇 53.04μg/dl（参考值 7 ～ 9am，4.26 ～ 24.8μg/dl），促肾上腺皮质激素 6.2pg/ml（参考值 7.2 ～ 63.4pg/ml）。血清降钙素原 0.051ng/ml，白介素 –6 40.69pg/ml，C- 反应蛋白 11.2mg/L，血沉 93mm/h。动态血压监测符合高血压，确诊为库欣综合征、糖尿病、高血压、左下肢破溃。予换药、头孢呋辛钠抗感染、甘精胰岛素＋赖脯胰岛素控制血糖等治疗，左下肢溃烂迅速加重，当地建议截肢治疗，患者拒绝，遂来我院治疗。患者食欲正常，睡眠正常，近 4 年体重增加 12kg，大便正常，排尿正常。

既往史：无特殊病史。

（二）查体

1. 一般情况　血压 150/110mmHg，余生命体征正常。BMI 28.1kg/m²，腹围 102cm。库欣综合征面容，向心性肥胖。

2. 专科查体　满月脸，多血质，锁骨上脂肪垫，水牛背，向心性肥胖。皮肤菲薄，腹部及腰部两侧、背部及双侧大腿内侧、乳房下方及内侧可见粗大火焰状紫纹。左膝下至踝红肿，胫前可见 10 余处皮肤破溃，最严重的两处破溃在左膝关节下胫侧 5cm 处，胫侧大小约 3cm×4cm，深约 1.5cm，创面污秽，颜色发暗，与相邻的溃烂相通，腓侧可见一 3cm×3cm 大小的溃烂，深约 1cm，侧方有深约 1cm 窦道，胫前可见一长约 6cm×2.5cm 破溃，其他小的破溃，大的 2cm×3cm，小的约 1cm×1cm。

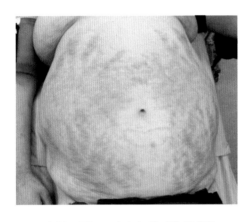

病例4图1　患者入院时腹部紫纹

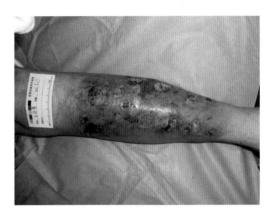

病例4图2　患者入院时左下肢破溃情况

（三）化验

1. 糖化血红蛋白 12.50%。

2. 血常规　白细胞 7.2×10⁹/L，中性粒细胞百分比 77.9%↑，红细胞 3.63×10¹²/L，血红蛋白 113g/L，血小板 310×10⁹/L。

3. 感染指标　C- 反应蛋白：34.3 mg/L，降钙素原 0.043ng/ml，血沉 51mm/h。

4. 其他指标　白蛋白 36.5g/L，血肌酐 47μmol/L，血尿酸 339.00μmol/L，三酰甘油 2.04mmol/L，血钾 3.1mmol/L。

5. 尿常规：蛋白质 0.10g/L，ACR 9.10mg/mmol。

（四）检查

1. 影像学　左胫腓骨正侧位 X 线片：左胫腓腓骨骨质密度减低，软组织内见气体密度影。小腿核磁共振平扫：左小腿多发感染性病变，部分皮肤溃疡形成。

2. 血管相关　下肢血管彩超：双侧足背动脉细，右下肢动脉、左侧腘动脉、足背动脉血流量减少；右侧 ABI 1.04，TBI 0.94。左侧因溃疡未做。

3. 全身其他

（1）胸片：两侧肋骨多发陈旧性骨折。

（2）腹部彩超：脂肪肝，右肾上腺区可见一低回声，大小 2.8cm×4.3cm，边界清晰，内回声分布不均匀，可见点状强回声，其内血流信号不丰富。

（3）肾上腺增强 CT：右肾上腺区见团块状密度增高影，大小约 3.1cm×3.2cm× 5.1cm，边界较清，CT 值约 31.9Hu，增强扫描不均中度强化。肝实质密度明显减低，CT 值 13Hu，肝脾密度倒置。印象：右肾上腺占位，考虑腺瘤可能，左肾上腺纤细，重度脂肪肝。

（4）小腿溃疡病理：符合溃疡表现。

（5）骨密度：骨质疏松症。

（五）初步诊断

1. 非 ACTH 依赖性库欣综合征。

2. 右肾上腺腺瘤。

3. 继发性糖尿病。

4. 继发性高血压。

5. 左下肢溃疡。

6. 糖皮质激素相关性骨质疏松（重度）。

7. 高脂血症。

8. 脂肪肝。

9. 陈旧性肋骨骨折。

二、诊疗经过及随访（病例 4 图 3 至图 6）

入院后给予甘精胰岛素＋赖脯胰岛素强化降糖，同时予以控制感染、局部清创换药、负压吸引等治疗。患者左下肢肉芽组织生长良好，无感染迹象。

全麻下行腹腔镜下右侧肾上腺腺瘤切除术，术后病理提示：肾上腺皮质腺瘤。术后恶心、腹泻、乏力、发热，予氢化可的松替代治疗后，上述症状缓解。对于长期体内糖皮质激素超出生理剂量的库欣综合征患者，肾上腺皮脂腺瘤切除后，自身下丘脑—垂体—肾上腺轴的恢复需要 6 ~ 12 个月时间，在此期间需要逐渐减少补充的糖皮质激素剂量，避免出现糖皮质激素戒断综合征。

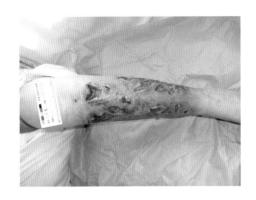

病例 4 图 3 左下肢破溃创面（入院 1 周）

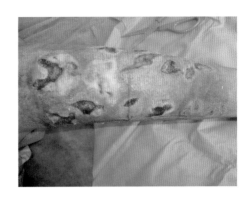

病例 4 图 4 负压吸引后左下肢破溃创面

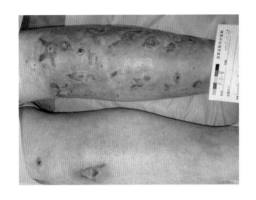

病例 4 图 5 双下肢破溃创面（入院 11 天）

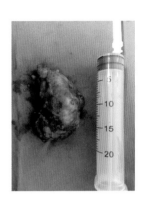

病例 4 图 6 手术切除肾上腺皮质腺瘤

1 个月后患者双上肢静脉走行处疼痛，3 天后右小腿无明显诱因出现肌肉酸痛感，活动时明显，左下肢膝下 10cm 周径 33.5cm，右下肢膝下 10cm 周径 35cm，右下肢浅静脉显露。静脉超声提示：右侧腘静脉、小腿肌间静脉血栓形成，右侧头静脉、左侧前臂正中静脉血栓形成？不除外静脉炎性改变。患者深静脉血栓形成考虑与近期手术史、高皮质醇状态、下肢溃疡、术后制动等因素有关。给予低分子肝素抗凝治疗，后调整为华法林 4.5mg 1 次/晚，监测 INR 值达 2～3 后停用低分子肝素。

患者术后半年停用泼尼松、华法林，下肢溃疡愈合，下肢深静脉血栓消失，患者体重减轻，恢复正常生活。

三、治疗中容易误诊的因素及治疗的体会

库欣综合征患者中，高皮质醇血症和免疫抑制可导致多种感染。病原菌可以是细菌、真菌、病毒或者其他的条件致病菌。库欣综合征合并严重感染，往往预后不佳，病死率高。库欣病中 71.4% 的死亡是感染或者心血管疾病导致。主要的高危因素包

括：①机体抵抗力降低：糖皮质激素会损害中性粒细胞功能，嗜酸性粒细胞和单核细胞的产生，巨噬细胞的成熟，以及自然杀伤作用，极大地改变了免疫细胞对感染的反应，从而加重患者感染风险，使病原微生物易于播散；②皮肤易破损：伴有重度肥胖的患者因过度肥胖自主改变体位困难，或因严重骨质疏松，害怕体位改变产生剧烈疼痛，拒绝翻身移动，导致局部组织长期受压，长时间的血运障碍增加了压力性皮肤损伤的发生风险；③感觉障碍：部分合并有糖尿病的库欣综合征患者，因长期血糖控制差，易出现周围神经和血管病变，皮肤感觉障碍，对冷热、疼痛、压力等刺激反应迟钝或缺失，容易发生足部皮肤烫伤、溃疡及坏疽，且损伤后不易被发觉，增加了外伤及感染机会。

库欣综合征的首选治疗为手术切除肿瘤或病灶，但在垂体或者肾上腺切除后，垂体功能不能立刻恢复，或因对侧肾上腺萎缩，术后患者常会面临体内肾上腺皮质激素分泌不足，在术前、术中、术后均可以适当补充肾上腺糖皮质激素。围手术期，不同病因的库欣综合征患者糖皮质激素的用药原则不同，维持期需要逐渐降低糖皮质激素的剂量直至停药。停用糖皮质激素的时间在不同个体之间也存在较大差异，如某些患者可因过早停药导致肾上腺皮质功能减退症状加重，也有患者可因减药速度过慢或者在维持期选择糖皮质激素种类不当，导致出现糖皮质激素过量的不良反应。中华医学会内分泌学分会发布的《库欣综合征专家共识》（2011 年）建议，肾上腺性库欣综合征患者可于术前 30min 静脉滴注氢化可的松 100mg，肿瘤切除后再给予氢化可的松 100mg，维持血清皮质醇水平，避免发生急性肾上腺皮质功能减退，首日静脉滴注氢化可的松 200 ~ 300mg，之后每天逐渐减量 50%。如减药过程中出现血压下降、心率增快、乏力加重、恶心、食欲明显下降时，应立即增加氢化可的松用量直至症状好转。

另外，库欣综合征的患者在高皮质醇的刺激下，由于凝血因子合成增多、抗凝血酶合成减少、纤溶活性下降、红细胞增多血液黏度增加而使库欣综合征患者有血栓形成的高危风险。库欣综合征发生静脉血栓形成最早于 1976 年 Sjoberg 等报道，目前的文献报道其发病率在 20% ~ 30%。有研究认为，抗凝药物的种类应首选低分子肝素或小剂量普通肝素，华法林次之。关于抗凝药物的用法，通常推荐一旦 CS 诊断明确便立即开始预防性用药，在围手术期停药，最少用至术后 4 周，最多不超过出院后 4 周。另外，在使用抗凝药物时，不仅要考虑部分 CS 患者具有血栓事件发生的高危因素（如高龄、肥胖等），也需考虑其出血风险，因此需个体化制订预防性使用抗凝药物的方案。

本例患者因右侧肾上腺皮质腺瘤导致皮质醇过量分泌，为非 ACTH 依赖性库欣综合征。长期的高皮质醇血症使得患者感染风险增高，下肢皮肤感染进展迅速，当地医院曾建议患者截肢治疗。患者转入我院后，一方面积极控制高皮质醇血症所带来的继发性高血压、继发性糖尿病及骨质疏松等并发症，另一方面积极行下肢溃疡的清创和抗感染治疗。患者高血压、血糖及下肢感染得到控制后，也获得了根治库欣综合征的手术机会。肾上腺皮质腺瘤切除后，患者出现了肾上腺皮质功能不全、下肢深静脉血栓，经过相应治疗均化险为夷。

本例病例给广大临床工作者带来的启示：①患有糖尿病，合并高血压、肥胖、血脂异常等，并不一定就是2型糖尿病，也可能是库欣综合征所导致的继发性糖尿病，提示我们新发糖尿病务必进行鉴别诊断明确糖尿病的分型；②库欣综合征除了糖尿病、高血压、骨质疏松等并发症，感染、高凝状态也是需要关注的并发症，尤其高皮质醇血症未纠正情况下合并感染，可能危及生命。需尽快在解除高皮质醇血症和控制感染以创造手术机会的临床困境中为患者找到出路。

综上所述，对库欣综合征患者心血管风险、血栓栓塞和感染并发症的识别和治疗都是至关重要的，应在诊断时即开始，需长期随访。多学科诊治、合理筛查和管理将有助于降低库欣综合征患者的死亡率。

四、疾病的系统介绍

库欣综合征（Cushing's syndrome，CS）又名皮质醇增多症，为长期暴露于高浓度皮质醇所产生的一系列临床症候群，包括ACTH依赖和非ACTH依赖性库欣综合征。约80%的内源性CS病例属于ACTH依赖性，约20%为ACTH非依赖性。

病例4表1　库欣综合征的病因分类及相对患病率

病因分类	患病率
一、内源性库欣综合征	
1. ACTH依赖性库欣综合征	
垂体性库欣综合征（库欣病）	60% ~ 70%
异位ACTH综合征	15% ~ 20%
异位CRH综合征	罕见
2. ACTH非依赖性库欣综合征	
肾上腺皮脂腺瘤	10% ~ 20%
肾上腺皮质腺癌	2% ~ 3%
ACTH非依赖性大结节增生（ACTH-independent macronodular adrenal hyperplasia, AIMAH）	2% ~ 3%

续表

病因分类	患病率
原发性色素结节性肾上腺病（primary pigmented nodular adrenal disease，PPNAD）	罕见
二、外源性库欣综合征	
1. 假库欣综合征（pseudo-Cushing's syndrome）	
大量饮酒	
抑郁症	
肥胖症	
2. 药源性库欣综合征	

可疑为库欣综合征的特征包括面部潮红，满月脸，痤疮，体毛增多，体重增加，体脂重新分布呈向心性肥胖，水牛背，皮肤纤薄并色素沉着、瘀斑，腹部和大腿遍布条形紫纹，真菌感染（好发于手、足、指甲、肛周），精神心理异常（如失眠、焦虑、抑郁、记忆力减退、认知功能障碍），男性性功能障碍，女性月经紊乱甚至停经、呈男性化等；常见并发症包括高血压、糖尿病、高脂血症、关节痛、骨质疏松症、骨折、心功能障碍、凝血功能障碍等。

建议最可能诊断为皮质醇增多症的患者接受该病相关检测，包括有以下特征的患者：①与年龄不符的异常表现（年轻成人出现骨质疏松或高血压）；②多个 CS 的进行性特征，特别是预示存在 CS 的特征，例如多血质面容、近端肌病、膨胀纹（宽度＞1cm，呈红色 / 紫色）及易发瘀斑；③任何年龄发生不明原因的严重特征表现（难治性高血压和骨质疏松）；④肾上腺偶发瘤。

库欣综合征的诊断分两个方面：定性诊断、定位诊断。定性诊断主要依靠典型的临床症状和体征，至少有 2 种不同的一线检查明确显示异常，则可确诊库欣综合征。一线检查包括深夜唾液皮质醇（检测 2 次）、24 小时尿游离皮质醇（urinary free cortisol，UFC）排泄量（检测 2 次）或者过夜 1mg 地塞米松抑制试验（dexamethasone suppression test，DST）。定位诊断则需要区分是否 ACTH 依赖，非 ACTH 依赖性库欣综合征鉴别区分肾上腺皮质腺瘤、腺癌，ACTH 依赖性库欣综合征寻找 ACTH 的来源于垂体或异源性。

库欣综合征依据病因不同，治疗方式不同。对于库欣病、异位 ACTH 综合征或肾上腺肿瘤患者，建议首选手术切除病变。库欣病首选经蝶入路手术；对异位 ACTH 综合征，准确定位诊断后手术切除；良性单侧的肾上腺肿瘤，手术切除单侧病变；双侧肾上腺大结节增生，行双侧肾上腺切除和药物治疗。原发性色素性结节性肾上腺病首选腹腔镜下双侧肾上腺切除术。对于手术后内分泌未缓解或无法实施手术的患者，考虑二线治疗措施，包括再次经蝶窦入路手术、放射治疗、药物治疗、双侧肾上腺切除。药物治疗包括：①作用于肾上腺，抑制类固醇合成的药物，如酮康唑、甲吡酮、米托坦、依托咪酯；②直接作用于垂体的药物，如生长抑素受体激动剂帕瑞肽、多巴胺受体激动剂卡麦角林、血清素受体拮抗剂赛庚啶；③糖皮质激素受体拮抗剂，如米非司酮；④对于异位 ACTH 综合征可考虑靶向治疗。

库欣综合征经治疗后内分泌缓解，可以明显改善其临床症状。如果手术切除肿瘤彻底，血皮质醇恢复正常或低于正常，患者会出现厌食、恶心、体重减轻、倦怠、乏力、肌肉或关节疼痛、皮肤脱屑、精神异常等症状。术后应行糖皮质激素替代治疗 6 ~ 12 个月。库欣综合征很难完全治愈，应终生随访并治疗相关并发症（心血管疾病、骨质疏松、精神症状、代谢综合征等）直至症状缓解。

（周广鑫　空军特色医学中心）

（张　妲　空军特色医学中心）

参考文献

[1]Dekkers OM，Horváth-Puhó E，Jørgensen JO，et al.Multisystem morbidity and mortality in cushing's syndrome：A cohort study[J].J Clin Endocrinol Metab，2013，98（6）：2277-2284.

[2] 苏颋为,洪洁,高一鸣,等.右侧颊部红肿、疼痛2周——库欣综合征伴面部感染一例[J].中华内分泌代谢杂志，2016，32（3）：245-247.

[3]Ntali G，Asimakopoulou A，Siamatras T，et al.Mortality in cushing's syndrome：Systematic analysis of a large series with prolonged follow-up[J].Eur J Endocrinol，2013，169（5）：715-723.

[4]Pivonello R，Isidori AM，De Martino MC，et al.Complications of cushing's syndrome：State of the art[J].Lancet Diabetes Endocrinol，2016，4（7）：611-629.

[5] 文丹，李再昭 . 探讨库欣综合征患者皮肤破损原因及护理对策 [J]. 实用临床护理学电子杂志，2020，5（22）：93-95.

[6] 徐建国，唐会，姚尚龙，等 . 肾上腺糖皮质激素围手术期应用专家共识（2017版）[J]. 临床麻醉学杂志，2017，33（7）：712-716.

[7] 卢琳，陆召麟 . 库欣综合征患者围手术期的糖皮质激素替代治疗现状及应用策略 [J]. 中华医学杂志，2020，100（36）：2801-2803.

[8] 卢琳，曾正陪 . 库欣综合征专家共识（2011年）[J]. 中华内分泌代谢杂志，2012，（2）：96-102.

[9] 金文胜，邓爱民，王晓艺，等 . 库欣综合征合并下肢静脉血栓形成一例 [J]. 临床内科杂志，2006，（3）：177.

[10]Boscaro M，Sonino N，Scarda A，et al.Anticoagulant prophylaxis markedly reduces thromboembolic complications in cushings syndrome[J].J Clin Endocrinol Metab，2002，87（8）：3662-3666.

[11]Feelders RA，Nieman LK.Hypercoagulability in Cushing's syndrome：incidence，pathogenesis and need for thromboprophylaxis protocols[J].Pituitary，2022，25（5）：746-749.

[12]Varlamov EV，Langlois F，Vila G，et al.Management of endocrine disease：Cardiovascular risk assessment，thromboembolism，and infection prevention in cushing's syndrome：A practical approach[J].Eur J Endocrinol，2021，184（5）：207-224.

[13]Lonser RR，Nieman L，Oldfield EH.Cushing's disease：Pathobiology，diagnosis，and management[J].J Neurosurg，2017，126（2）：404-417.

[14]Nieman LK，Biller BM，Findling JW，et al.Treatment of Cushing's Syndrome：An Endocrine Society Clinical Practice Guideline[J].J Clin Endocrinol Metab，2015，100（8）：2807-2831.

病例 **5**

以糖尿病足就诊的肉瘤

一、病例介绍

（一）病史

患者女性，45岁，主因"发现血糖高、左下肢多发肿物6个月余"入院。

现病史：6个月余前患者无明显诱因出现左足拇趾下方硬结，大小约0.5cm×0.5cm，自行破溃，就诊于当地社区医院，测空腹血糖8.4mmol/L，诊断为"2型糖尿病"，给予二甲双胍、格列苯脲降糖，创面给予常规消毒包扎，此后足部溃疡面逐渐扩大，多处就诊，未见好转。3个月前左足、左小腿出现多发结节，部分结节溃烂，表面呈菜花状，左足第1趾肿胀发紫，左大腿根部出现一包块，此次为治疗足部创面入院。

既往史：高血压1年，血压最高150/90mmHg，未治疗。

（二）查体

1. 全身查体　脉搏104次/分，血压130/88mmHg，余生命体征正常，BMI 25.3kg/m²。心肺腹查体未见明显异常。

2. 专科查体　左足底部、足内侧及左小腿可见数个突起类圆形结节，质稍硬，部分结节表面溃疡，表面呈菜花状。左足拇趾肿胀，远端可见一1cm×1cm破溃，表面已结痂。拇趾胫侧破溃，表面可见一1.5cm×1.5cm蕈伞状粉红色新生物，质稍硬（病例5图1）。左小腿皮肤呈橘皮样。左侧腹股沟区可见一15cm×15cm不规则包块，表面呈菜花状，质稍硬。左大腿内侧至腘窝皮下肿胀、质韧（病例5图2）。

（三）化验

1. 糖化血红蛋白5.8%。

2. 血常规　白细胞6.84×10⁹/L，中性粒细胞百分比68.4%，红细胞3.47×10⁹/L，血红蛋白89g/L，血小板283×10⁹/L。

3. 感染指标　C-反应蛋白20mg/L，降钙素原0.234ng/mL，白介素-6 10.9pg/ml，血沉38mm/h，创面分泌物培养：阴性。

4. 其他指标　肝肾功能正常，CA125 71.2U/ml（参考值0～35U/ml）。

（四）检查

1. 左足 X 片　左足第 1 趾部分骨质缺损。

2. 动脉彩超　双下肢动脉硬化伴多发斑块，双侧腘动脉、足背动脉狭窄、血流量少（左侧较为显著）；双侧颈动脉硬化伴多发斑块形成，左侧椎动脉细、血流量少。

3. 左腹股沟区包块彩超　左侧腹股沟区见不均质回声区，范围 5.1cm×15cm，边界不清，形态不规则，内回声杂乱，其血流信号丰富。

（五）初步诊断

左下肢多发结节伴溃疡（性质待定）。

二、诊疗经过及随访

入院后行足部创面组织和腹股沟肿物活检，行病理检查。足部肿块病理结果回示：送检组织示皮肤组织，表皮可见炎性渗出及坏死，真皮内可见弥漫排列的梭形及卵圆形肿瘤细胞，部分呈腺样排列，肿瘤细胞异型性明显，可见核仁，可见核分裂象，结合形态及免疫组化，符合肉瘤，建议行基因重排检测进一步明确分型。免疫组化：CK5/6（－）、P40（－）、P53（－）、Ki-67（60%+）、MelanA（－）、HMB45（－）、CKpan（－）、S-100（－）。左腹股沟区包块病理结果（病例 5 图 3）回示：送检皮肤组织，表皮未见著变，真皮内梭形、短梭形细胞弥漫增生，核分裂易见，核仁明显，结合形态及免疫组化，符合肉瘤，建议行基因重排检测进一步明确分型。免疫组化：VIM（＋）、MITF（－）、SOX10（散在＋）、S-100（散在＋）、P53（++）、Ki-67（70%+）、TFE-3（＋）、CKpan（－）、CD68（－）、Bcl-2（－）、CD99（－）、LCA（个别＋）、CD34（血管＋）、CD31（血管＋）、F8（血管＋）、Desmin（－）、MyoD1（－）、SMA（－）。

另外行其他检查明确转移情况。

全身 ECT：左侧顶骨、额骨正中、右侧股骨中下段及左足骨多处局限性放射性分布异常浓聚灶，考虑多发骨转移瘤可能性大，建议进一步检查明确诊断；双侧肩关节对称性放射性分布轻度浓聚，考虑退行性改变；左下肢软组织肿胀伴放射性分布轻度浓聚，结合病史，考虑与左侧腹股沟肿物压迫所致静脉回流不畅有关。

头颅 MRI 平扫＋增强：双侧额部颅骨转移瘤；左顶部颅骨内板下方结节，脑膜瘤可能性大，不完全除外转移瘤；右侧额叶、颞顶枕叶交界区脑梗死；双侧上颌窦、筛窦、蝶窦黏膜增厚。

盆腔 CT 平扫＋增强扫描：左侧腹股沟区皮下及肌间隙、肌肉内多发结节、肿块影，考虑恶性；左侧腹股沟区皮肤增厚；盆腔少量积液。

下腹部 CT 平扫＋增强扫描：未见异常。

上腹部 CT 平扫＋增强扫描：胆囊壁增厚；胆囊腔内小结节，考虑息肉可能性大；腹腔少量积液。

胸部 CT 平扫＋增强：双肺多发结节，考虑转移；右肺中叶内侧段、左肺上叶舌段少许慢性炎症；双肺下叶基底段胸膜下轻度间质性改变；升主动脉后方囊性密度，考虑扩大的心包上隐窝；双侧胸膜轻度增厚，双侧胸腔少量积液；胸 12、腰 1 椎体内低密度，建议随访。

足踝部 CT 增强（左）：踝部、足部、足底皮下多发结节、肿块，第 1 跖骨骨质破坏。小腿 CT 增强（左）：左小腿皮下多发结节。

大腿 CT 增强（左）：左侧腹股沟区皮下、肌间隙、肌肉内及大腿内侧皮下多发结节、肿块影，考虑恶性；左侧腹股沟区皮肤增厚；左股骨下段内侧骨皮质局部略增厚。

根据足部及腹股沟肿物的病理结果，支持肉瘤诊断，根据其他检查初步可明确存在肺转移及全身骨转移。病理可初步除外平滑肌肉瘤、横纹肌肉瘤、血管肉瘤，为明确分型诊断，建议行基因重排检测，患者拟于肿瘤专科医院就诊，未进行基因重排检测，要求出院。电话随访，患者出院后未进行规律诊断治疗，3 个月后死亡（具体病因不详）。

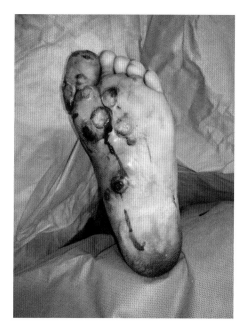

病例 5 图 1　足部创面

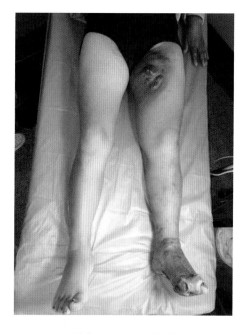

病例 5 图 2　腿部肿物

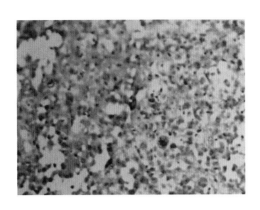

病例 5 图 3　病理图片

三、治疗中容易误诊的因素及治疗的体会

（一）易被误诊之处

1. 发病初期为慢性创面表现　发病初 3 个月创面进展缓慢，与糖尿病足有相似之处。

2. 早期检查化验结果无特殊提示。

3. 检查结果中提示全身血管硬化、斑块形成，是糖尿病足形成的基础，易被误导。

4. 与糖尿病足不符之处

（1）创面累及范围广，糖尿病性溃疡极少发生于大腿。

（2）创面发展的速度及形态：该例患者创面发展迅速，局部呈菜花状、蕈伞状等恶性创面形态。

（3）糖尿病史短，血糖控制良好：尽管在糖尿病足患者中也有相当一部分为出现创面后通过检查发现糖尿病，但通常在感染应激状态下，血糖多控制较差，该患者初诊糖尿病时空腹血糖仅 8.4mmol/L，且全程血糖控制均较为理想。

（二）治疗体会与启发

该例为中年女性，病初表现为足部结节，曾误诊为糖尿病足。3 个月后创面迅速进展，除足部创面外，腿部也出现多发包块，且增大迅速，当地医院未明确诊断。随着病情的发展及创面自然形态的变化，在患者来我院就诊时，不难判断患者溃疡可能属于恶性肿瘤，立即进行足部及腹股沟处病理检查。病理诊断为肉瘤，并已经出现肺部转移及多发骨转移。该例患者在前期多处门诊就诊时，未及时引起医生的警觉，一定程度上延误了诊断时机。通过对该病例的介绍，主要为提醒临床医生熟悉了解不同病因所致创面的特点：包括局部外观、发展过程等，需提高诊断的敏感性，及早对可疑创面进行病理检查，明确诊断，同时积极评估病情发展程度，明确转移情况，根据具体情况尽早拟定治疗方案以延长患者的生存时间，提高生存质量。

四、误诊疾病的系统介绍

软组织肉瘤是一类间叶来源的恶性肿瘤，可能起源于多种组织，包括平滑肌、横纹肌、血管和淋巴管、纤维、脂肪等。其中未分化多形性肉瘤最多见，其次是脂肪肉瘤、平滑肌肉瘤。发病率低，为 1.28/10 万 ~ 1.72/10 万。软组织肉瘤可发生于任何年龄人群，男性略多于女性。可发生于身体任何部位，50% ~ 60% 发生于肢体，其中35% ~ 40% 位于下肢。肢体以未分化多形性肉瘤、脂肪肉瘤和滑膜肉瘤最多见，其中腺泡状软组织肉瘤多发生于下肢，脂肪肉瘤好发于臀部、大腿和腹膜后。软组织肉瘤的诊断主要依靠物理检查、影像学检查和病理检查三者结合，目前尚无可靠的实验室检查可作为诊断依据。超声检查可鉴别浅表软组织肿块性质；CT、MRI 检查可辨别肿瘤和周围组织之间的关系；骨扫描及 PET-CT 是发现转移的首选方法。正确的外科手术是治疗软组织肉瘤最有效的方法，也是绝大多数软组织肉瘤唯一的治愈措施。局部广泛切除＋辅助放疗目前是可手术切除、病理高级别软组织肉瘤的标准治疗模式，放疗的疗效取决于软组织肉瘤的病理类型和肿瘤负荷量。化疗仍是当今软组织肉瘤最重要的内科治疗手段，分为新辅助化疗、辅助化疗和姑息性化疗等。阿霉素（ADM）±异环磷酰胺（IFO）是软组织肉瘤化疗的两大主要药物。软组织肉瘤的预后差异较大，取决于疾病进展时间以及治疗后是否复发、转移。发生于四肢的肿瘤预后优于躯干者，四肢和躯干的肿瘤预后者优于腹部和盆腔者，头面部软组织肉瘤预后往往较差。影响预后的因素：①初发时肿瘤的大小、病理、组织学分型；②首次手术切除能否达到安全外科边界，术后放、化疗是否规范；③复发或转移发生的情况以及治疗能否再次获得完全缓解。

（肖　黎　空军特色医学中心）

（张　妲　空军特色医学中心）

参考文献

[1]Kasper B，Kuehl E，Berndet L，et al.Multimodality Treatment in Adult Patients with High-risk Soft-tissue Sarcomas[J].Chinese-German journal of clinical oncology，2006，5（1）：

2-7.

[2] 中国抗癌协会肉瘤专业委员会，中国临床肿瘤学会. 软组织肉瘤诊治中国专家共识（2015 年版）[J]. 中华肿瘤杂志，2016，38（4）：310-320.

[3] 宋金纲，师英强. 软组织肿瘤学 [M]. 天津：天津科技翻译出版公司，2012.

[4]Pautier P，Floquet A，Gladieff L，et al.A randomized clinical trial of adjuvant chemotherapy with doxorubicin，ifosfamide，and cisplatin followed by radiotherapy versus radiotherapy alone in patients with localized uterine sarcomas（SARCGYN study）.A study of the French sarcoma group[J].Ann Oncol，2013，24（4）：1099-1104.

[5]Kraybill WG，Harris J，Spiro IJ，et al.Long-term results of a phase 2 study of neoadjuvant chemotherapy and radiotherapy in the management of high-risk，high-grade，soft tissue sarcomas of the extremities and body wall：Radiation Therapy Oncology Group Trial 9514[J]. Cancer，2010，116（19）：4613-4621.

病例 **6**

以糖尿病足为首发表现的 POEMS 综合征

一、病例介绍

（一）病史

患者女性，54岁，主因"发现血糖高8年，右足破溃8个月"入院。

现病史：8年前体检发现空腹血糖18mmol/L，无明显口干、多饮、多尿、消瘦等症状，自行服用二甲双胍缓释片0.5g/d降糖治疗，血糖控制不佳。5年前自觉视物模糊。8个月前无明显诱因出现对称性四肢肌力减退、肌萎缩，无法正常持物，并逐渐出现饮水呛咳、大小便失禁，后自觉双下肢发凉、麻木胀痛，呈袖套式痛温觉减退，右足拇趾趾端及第5趾腓侧皮肤干裂并破溃，未予重视，后局部破溃增大、暴露骨质、疼痛加重，拇趾及第5趾发绀。7个月因下肢血液循环障碍就诊某医院，诊断为"下肢动脉硬化闭塞症"，行下肢血管介入治疗，疗效不佳，4个月前行第二次下肢血管介入治疗，创面迁延不愈。今来我科门诊并收入院。发病以来自觉肤色变黑，尿中泡沫增多。目前精神、食欲、睡眠欠佳，乏力，2年内体重下降约10kg。

既往史：高血压病史10余年，口服硝苯地平控释片30mg/d降压治疗，平素血压控制平稳。2年前诊断为白内障，未治疗。2余年前因"右侧卵巢良性肿瘤"行右侧卵巢切除术治疗。对青霉素过敏。

（二）查体

1. 一般情况　血压141/77mmHg，余生命体征正常。BMI 16.85。精神略差，消瘦明显，皮肤黑，唇上及双小腿处毫毛增粗变硬，营养欠佳。心界略增大，腹部查体除下腹部见一纵行长约15cm的陈旧性手术瘢痕。双手大小鱼际肌、指间肌均萎缩，上肢肌力4级，下肢肌力4⁻级，四肢腱反射消失，双足及小腿下1/3呈袖套式痛觉减退，病理反射未引出。

2. 专科查体　双侧股动脉、腘动脉搏动正常，双侧足背动脉、胫后动脉搏动减弱。双足压力觉、痛温觉、振动觉减弱，踝反射减弱。双下肢轻度凹陷性水肿。右足拇趾颜色紫暗，趾端可见1.5cm×1.5cm创面，创面内可见骨质暴露，少许肉芽组织覆盖（病例6图1）。第5趾颜色紫暗，外侧可见一1.5cm×3cm不规则创面，创面向近心端可探及 3cm 窦道（病例 6 图 2），创面内可见坏死肌腱、肌肉及脂肪组织，创周皮肤红肿。

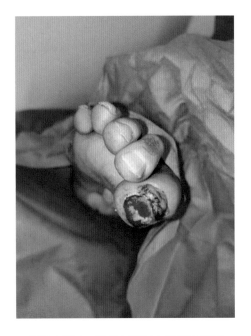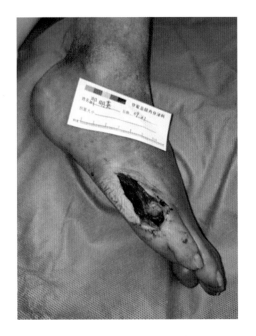

病例 6 图 1　患者入院时右足拇趾创面　　　　病例 6 图 2　患者入院时右足外侧创面

（三）化验

1. 糖化血红蛋白 5.50%。

2. 血常规　白细胞 8.80×10^9/L，红细胞 4.30×10^{12}/L，血红蛋白 129g/L，血小板 593×10^9/L。

3. 感染指标　C- 反应蛋白 5.25mg/L，降钙素原 1.29ng/mL，血沉 16mm/h。

4. 其他指标　白蛋白 36.03g/L，血肌酐 68.10μmol/L，血尿酸 368.00μmol/L，D 二聚体 84ng/ml（0 ～ 255ng/ml）。

5. 尿常规　尿蛋白质 0.20g/L，ACR 392.80mg/g。

（四）检查

1. 右足 X 片（病例 6 图 3）　第五跖骨头部骨质吸收破坏。

2. 血管相关

（1）ABI 0.96（右），ABI 1.06（左）。

（2）血管超声检查：双侧股动脉内 - 中膜增厚；双侧下肢动脉斑块形成；右侧足背动脉闭塞。双侧颈动脉内 - 中膜不均匀增厚伴斑块；右侧颈内动脉狭窄；右侧椎动脉细。

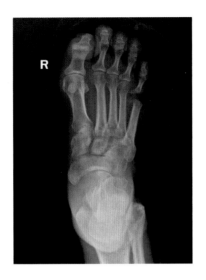

病例 6 图 3　患者右足 X 光片

3．全身其他

（1）胸部 X 光：主动脉硬化，左下肺条索影。

（2）甲状腺超声：甲状腺多发结节，TI-RADS 3 类；双侧颈部多发淋巴结增大。

（3）心脏超声：部分心肌缺血心脏改变；室间隔增厚；左室舒张功能减低。

（4）腹部超声：胆囊多发息肉样病变；双肾实质回声增强。

（5）头颅 MRI：右侧颞枕交界部脑梗死（部分软化灶形成），双侧放射冠区小缺血灶（病例 6 图 4）。

（6）头颅 MRA：右侧颈内动脉 C1 段中重度狭窄；左侧颈内动脉 C1 段弯曲处可见斑块，C1 后半段中重度狭窄。右侧大脑前动脉、中动脉重度狭窄，几乎闭塞；基底动脉起始处斑块，血管壁中度狭窄（病例 6 图 5）。

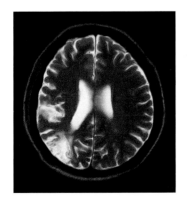

病例 6 图 4　右侧颞枕交界部软化灶形成

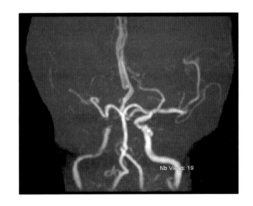

病例 6 图 5　右侧颈内动脉狭窄

（五）初步诊断

1. 2 型糖尿病　闭塞性动脉硬化症　下肢动脉介入术后 2 型糖尿病性足病（Wagner 3 级）糖尿病肾病（G2A3）。

2. 四肢肌无力待查。

3. 高血压病（极高危）。

4. 颈内动脉狭窄。

5. 高尿酸血症。

6. 低蛋白血症。

7. 甲状腺结节。

8. 白内障（双眼）。

9. 脑梗死。

10. 颅内动脉狭窄（左侧颈内动脉、右侧大脑前动脉、右侧大脑中动脉）。

11. 右侧卵巢切除术后。

二、诊疗经过及随访

入院后给予降糖、调脂稳定斑块、抗血小板聚集、降压、活血改善循环治疗。

完善相关检查：①肌电图：四肢多发周围神经损害（感觉及运动神经均严重受累，轴索及脱髓鞘损害）；②性激素：黄体生成素 0.98mIU/mL（绝经期 10.87 ~ 58.64mIU/ml）、促卵泡生成激素 1.46mIU/ml（绝经期 16.74 ~ 113.59mIU/ml）、雌二醇 114.73pmol/L（绝经期 < 142.76pmol/L）、T 1.26nmol/L（< 2.6nmol/L）、催乳素 494.42μIU/ml，促肾上腺皮质激素 124.30pg/ml，血皮质醇（8am）511.70nmol/L，血皮质醇（0am）234.50nmol/L，24h 尿游离皮质醇 455μg/24h ↑；血清钠 132.00mmol/L，三酰甘油 2.59mmol/L，同型半胱氨酸 28.20μmol/L，甲状腺功能、肿瘤标志物检查未见异常。

神经内科会诊：①患者中年女性，慢性起病，进行性加重。四肢对称性肌无力，肌电图提示：四肢多发周围神经损害（感觉及运动神经均严重受累，轴索及脱髓鞘损害）。结合患者病史、症状、体征及辅助检查，目前考虑慢性炎性脱髓鞘性多发性神经根病（CIDP）可能。需继续完善腰穿明确脑脊液性质；②患者多发脑血管狭窄，需排除有无血管炎。建议转科继续治疗。

转入神经内科后完善相关检查：①脑脊液生化：蛋白 130.70mg/L ↓，常规：白细胞计数 1.00×10^6/L；② ANA ＋ ANA 谱、免疫 6 项、抗中性粒细胞胞浆抗体过筛试验未见异常。

患者脑脊液未见蛋白－细胞分离现象,但结合患者病史、症状、体征及肌电图结果,仍考虑CIDP可能性大,告知患者及家属后,同意使用激素治疗,予地塞米松10mg静脉滴注,10天后改为口服泼尼松60mg/d,同时予抑酸护胃、补钾、补钙等治疗。用药1个月后患者四肢肌无力改善,上下肢肌力5⁻级(治疗前4⁻级),四肢感觉有所恢复,治疗有效,患者及家属要求进一步治疗糖尿病足病,后转回我科。

转入后查体:心界大,双肺底少量湿啰音,腹部可疑移动性浊音,骶尾部、踝部水肿。余查体同入院时。

患者皮肤变黑、毳毛增多,无瘙痒、脱屑,体貌较2年前照片变化明显,目前尚未明确原因。从内分泌角度分析皮肤色素沉着原因,可能疾病包括:①肾上腺皮质功能不全,患者ACTH升高,皮质醇水平为正常高限,尿游离皮质醇升高,垂体及肾上腺影像学检查正常。根据激素水平除外肾上腺皮质功能不全;②患者ACTH升高,0点皮质醇、24小时尿游离皮质醇升高,但患者无满月脸、水牛背、紫纹等典型Cushing体貌,垂体核磁未见占位性病变,肺部、腹部及盆腔未见占位性病变。考虑患者肾上腺激素异常系应激导致的假性库欣综合征;③患者有低促性腺激素性腺功能减退和糖尿病,还有皮肤颜色加深、肌无力等非内分泌疾病改变,还需警惕系统性疾病。

完善检查:①胸部CT:两肺间质性改变,伴左肺下叶炎症、左肺上叶舌段慢性炎症;双侧胸腔积液,左侧为著;右侧胸膜略增厚;心影增大、心包积液(病例6图6);胸、背部皮下水肿;双侧腋窝多发肿大淋巴结;②心脏超声:高血压心脏改变;主动脉钙化;肺动脉高压(轻度);心包积液;③腹部超声:脾大(厚约4.4cm,内部回声分布均匀,脾静脉未见扩展)(病例6图7、图8);④腹水超声:腹腔积液(少量);⑤胸水超声:左侧胸腔积液;⑥骨核素扫描:约第5胸椎体及右侧附件区、约胸12及腰1椎体、右侧锁骨胸骨端、左侧第2前肋、胸骨柄放射性轻度浓聚灶(病例6图9);⑦血轻链LAM 987.00mg/dl;尿轻链KAP 3.83mg/dl,尿微量白蛋白95.60mg/L,尿转铁蛋白3.69mg/L,尿IgG 33.30mg/L,尿α₁微球蛋白27.90mg/L;⑧血清蛋白电泳:γ区出现异常区带(M蛋白),约占7.0%,血清免疫固定电泳:IgG-λ型M蛋白;⑨骨髓检查:骨髓增生活跃,浆细胞比例正常,考虑感染骨髓象。骨髓活检示:骨髓组织内见少许散在浆细胞。免疫组化分析未见明显单克隆细胞;⑩VEGF:1145.72pg/ml(0~142pg/ml)。

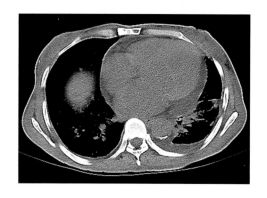

病例6图6　心包积液

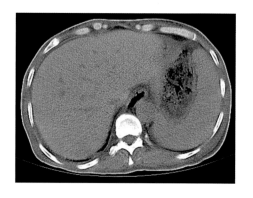

病例6图7　肝脾肿大

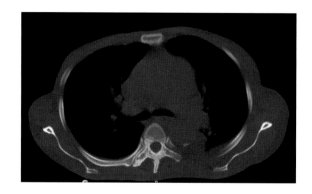

病例6图8　骨质病变

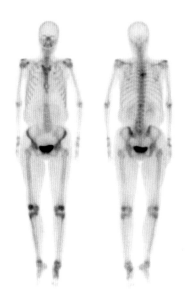

病例6图9　骨核素扫描图像

根据以上检查结果，目前患者已存在多发性周围神经病、单克隆浆细胞增值（异常 IgG-λ 型 M 蛋白）、硬化性骨病、器官肿大、浆膜腔积液、皮肤改变、血小板增多、消瘦、肺动脉高压，符合 POEMS 综合征诊断标准。

修正诊断：① POEMS 综合征：多发性周围神经病，单克隆浆细胞增殖，骨硬化病，器官肿大（肝大、脾大、淋巴结肿大），血液容量增加（周围性水肿、腹腔积液、胸腔积液、心包积液），内分泌紊乱（低促性腺激素性性腺功能减退），皮肤色素沉着；② 2 型糖尿病，下肢闭塞性动脉硬化症，下肢动脉介入术后，2 型糖尿病性足病（Wagner 3 级），糖尿病肾病（G2A3），糖尿病性视网膜病变；③高血压病 3 级（极高危）；④高脂血症；⑤脑梗死；⑥颅内动脉狭窄（左侧颈内动脉、右侧大脑前动脉、右侧大脑中动脉）；⑦低钠血症；⑧高尿酸血症；⑨低蛋白血症；⑩甲状腺结节；⑪白内障（双眼）；⑫右侧卵巢切除术后。

患者目前的治疗方案：来那度胺胶囊 25mg 1 次 / 晚，醋酸地塞米松片 39.75mg 1 次 / 周，利伐沙班片 10mg 1 次 / 早。治疗 1 个月后随访，患者糖尿病足创面已愈合，肌无力、乏力症状较前明显好转。

三、治疗中容易误诊的因素及治疗的体会

POEMS 综合征是一种临床上较少见的疾病，临床表现多样，可累及多个系统，由于缺乏特异性症状和体征，具有较高的误诊率。结合误诊疾病数据库，分析误诊原因：①诊治经验不足、缺乏对该病的认识：对 POEMS 综合征的认识不足是造成误诊的主要原因。有文献报道，许多医生，特别是基层医院医生或从事临床工作年限较短的低年资医生缺乏诊治该病的经验，对该病认识严重不足，因此出现漏诊和误诊是在所难免的；②疾病临床表现多种多样：POEMS 综合征的症状、特征涉及多个专科，缺乏特异性，增加了诊断的困难性；③问诊及体格检查不够细致：部分专科医生在临床诊治过程中容易把思维局限于本专科常见病，对问诊和查体不够细致，仅重视专科查体，从而不易发现具有重要鉴别诊断价值的线索；④不能很好地选择特异性检查项目、诊断思维方法有误、过分依赖或迷信医技检查结果、药物作用影响和医院缺乏特异性检查设备等。

本例 POEMS 综合征患者因糖尿病足病入院，主要表现为神经系统的严重受累、大血管病变重，而糖尿病患者因血液高凝状态，也可能出现周围神经损害及血管病变等症状，在一定程度上影响了我们对该疾病的及时诊断；另一方面，该患者有对称性的肌无力及感觉障碍，腱反射消失，肌电图提示患者存在四肢多发周围神经损害，蛋

白细胞分离试验虽为阴性，但患者经激素治疗后呈明显好转趋势。同时，我们在该患者诊治过程中的病史询问及查体还不够仔细，对 POEMS 综合征的认识不够敏锐，未能在早期将患者已经出现的多系统临床表现同 POEMS 综合征结合起来，导致我们在初期误诊该病为 CIDP，其实 CIDP 仅是 POEMS 综合征的表现之一。通过后续的仔细查体、反复阅片及多学科会诊，让我们进一步识别到了患者身上存在的多系统症状，经过对"多元论"和"一元论"的反复思考，我们最终明确了患者 POEMS 综合征的诊断。本病例一方面提示从事糖尿病足工作的广大临床医师，糖尿病足可能仅是患者疾病的冰山一角，患者是一个整体，在诊治糖尿病足时切忌陷入思维定式，"头痛医头、脚痛医脚"。就像本例，糖尿病足仅是 POEMS 综合征的首诊症状。另一方面提示我们，在面对疑难杂症及各类罕见病时，全面、系统的病史询问和体格检查的重要性。答案永远隐藏在患者身上，临床上多进行病史询问和查体定能发现端倪，豁然开朗。回顾诊断全程，也许我们可以更早明确诊断。从内分泌角度，皮肤变黑是患者的一个关键特征，内分泌疾病中 Addison 病、血色病、库欣综合征，尤其异位 ACTH 综合征，以及 POEMS 综合征等均有皮肤变黑表现。从神经内科的角度，患者四肢多发周围神经损害（感觉及运动神经均严重受累，轴索及脱髓鞘损害），除 CIDP 患者外，严重的糖尿病周围神经病变患者也可能出现同样的表现，而周围神经病变也是 POEMS 综合征最常见的首发症状，这就需要我们临床医师在鉴别诊断的过程中尽量做到全面、细致，确保不遗漏、不误诊。

POEMS 综合征中的内分泌紊乱主要表现为性腺功能减退、甲状腺功能减退、肾上腺皮质功能不全、糖尿病等。①该患者糖尿病病史较久，患者出现消瘦及相应的神经病变仅 2 年左右，考虑糖尿病出现在前，不属于 POEMS 的内分泌改变；②患者 ACTH 升高，0 点皮质醇、24 小时尿游离皮质醇升高，但患者无满月脸、水牛背、紫纹等典型 Cushing 体貌，垂体核磁未见占位性病变，肺部、腹部及盆腔未见占位性病变。目前考虑患者肾上腺激素异常系应激导致的假性库欣综合征；③患者已经停经近 2 年，性激素结果提示 E_2、LH、FSH 均，符合低促性腺激素性腺功能减退症；④患者甲状腺功能正常。

综上所述，提高对本病的认识，建立系统的临床诊断思维，进行全面、细致地鉴别诊断，适当的实验室筛查（血清、尿免疫固定电泳及 VEGF 测定）和必要的影像学检查以及多学科会诊，是减少和避免 POEMS 综合征误、漏诊的关键，尽早正确诊断也使 POEMS 患者最大受益。

四、误诊疾病的系统介绍

POEMS综合征，即多发性神经病（polyneuropathy）、器官肿大（organomegaly）、内分泌病变（endocrinopathy）、M蛋白（monoclonal protein）和皮肤改变（skin changes），特征为存在单克隆性浆细胞疾病、周围神经病及至少一种下列特征：骨硬化性骨髓瘤、淋巴结增生症（血管滤泡性淋巴结增生）、血清血管内皮生长因子（vascular endothelial growth factor，VEGF）水平增加、器官肿大、内分泌病变、水肿、典型皮肤改变和视盘水肿。

POEMS综合征的病因尚不清楚，但促炎症因子和其他细胞因子（如VEGF）长期过度生成似乎是该病的主要特征，可引起微血管病、水肿、积液、血管通透性增加、新生血管形成、多发性神经病、肺高压、白细胞增多和血小板增多等后果。

POEMS综合征是一种罕见疾病，其患病率为0.3/10万。与其他浆细胞病一样，POEMS综合征好发年龄是40～60岁。

Dispenzier等2003年最先提出了POEMS综合征的诊断标准。2007年又结合VEGF在该病中的重要作用提出了新的诊断标准。目前临床使用的是Dispenzieri 2014诊断标准：必须符合2个强制性主要诊断标准，3个主要诊断标准中的1个或以上，以及6个次要诊断标准中的至少1个。其中，2个强制性的主要诊断标准为：多发性周围神经病和单克隆浆细胞增生；3个主要诊断标准包括Castleman病、硬化性骨病和血清血管内皮生长因子水平升高；6个次要诊断标准包括血管外容量增加、内分泌改变、脏器肿大、皮肤改变、视盘水肿、血栓形成和其他症状。

内分泌病是POEMS的一个重要特征。对383名新诊断的POEMS综合征患者的内分泌特征的研究提示20.6%（79/383）和36.0%（138/383）的患者出现明显的甲状腺功能减退和亚临床甲状腺功能减退，13.6%（43/316）的患者出现肾上腺功能不全，62.7%（207/330）的患者出现高泌乳素血症，48.0%（60/125）的女性和22.6%（51/226）的男性患者出现性腺功能减退。甲状腺功能减退、高泌乳素血症和性腺功能减退是POEMS综合征中常见的内分泌疾病。来自英国的队列研究表明34名（63%）患者在POEMS诊断时出现内分泌异常，54名（92%）患者在随访时出现至少一种内分泌异常。最常见的内分泌异常是性腺功能减退（68%），其次是高泌乳素血症（56%）、甲状腺功能减退（54%）、糖代谢异常（24%）、肾上腺功能不全（17%）和高IGF-1水平（15%）。平均随访4.4年，随访结束时观察到有些内分泌异常自发消退，包括14%的性腺功能减退、42%高泌乳素血症、34%甲状腺功能减退和38%的高IGF-1水平。

目前尚无关于POEMS综合征的标准疗法，文献资料中也没有关于治疗的随机对照临床试验。POEMS综合征患者除对症支持治疗和改善患者的临床症状以外，主要治疗包括糖皮质激素、免疫抑制剂和（或）化疗药物等。

POEMS综合征病情进展缓慢，中位生存期为97个月，5年生存率为60%。神经病变的不断恶化是POEMS综合征的常见结局和死因，患者主要死于疾病进展、肺炎、脓毒血症、卒中、急性髓细胞白血病和多发性骨髓瘤。

（周广鑫 空军特色医学中心）

（张 妲 空军特色医学中心）

参考文献

[1] 付琳, 廖书胜, 杨明秀 .Poems 综合征二例误诊原因分析及文献复习 [J]. 临床误诊误治, 2013, 26（10）: 41-43.

[2] 徐依成, 杜继臣 . 误诊疾病数据库单病种误诊文献研究：Poems 综合征 [J]. 临床误诊误治, 2016, 29（09）: 32-35.

[3]Dispenzieri A, Kyle RA, Lacy MQ, et al.Poems syndrome : Definitions and long-term outcome[J].Blood, 2003, 101（7）: 2496-2506.

[4]Gherardi RK, Bélec L, Soubrier M, et al.Overproduction of proinflammatory cytokines imbalanced by their antagonists in poems syndrome[J].Blood, 1996, 87（4）: 409-412.

[5]Scarlato M, Previtali SC, Carpo M, et al.Polyneuropathy in poems syndrome : Role of angiogenic factors in the pathogenesis[J].Brain : a journal of neurology, 2005, 128（8）: 615-623.

[6]Lesprit P, Godeau B, Authier FJ, et al.Pulmonary hypertension in poems syndrome : A new feature mediated by cytokines[J].American journal of respiratory and critical care medicine, 1998, 157（3）: 907-911.

[7]Suichi T, Misawa S, Beppu M, et al.Prevalence, clinical profiles, and prognosis of poems syndrome in japanese nationwide survey[J].Neurology, 2019, 93（10）: 975-983.

[8]Nakanishi T, Sobue I, Toyokura Y, et al.The crow-fukase syndrome : A study of 102

cases in japan[J].Neurology，1984，34（6）：712-720.

[9]Dispenzieri A.Poems syndrome：2014 update on diagnosis，risk-stratification，and managment[J].American journal of hematology，2014，89（2）：214-223.

[10]Yang H，Zhao H，Gao X，et al.Endocrine evaluation in poems syndrome：A cohort study[J].Frontiers in endocrinology，2020，11：536241.

[11]Caimari F，Keddie S，Lunn MP，et al.Prevalence and course of endocrinopathy in poems syndrome[J].The Journal of clinical endocrinology and metabolism，2019，104（6）：2140-2146.

[12]Dispenzieri A.How i treat poems syndrome[J].Blood，2012，119（24）：5650-5658.

[13]Gavriatopoulou M，Musto P，Caers J，et al.European myeloma network recommendations on diagnosis and management of patients with rare plasma cell dyscrasias[J].Leukemia，2018，32（3）：1883-1898.

[14]Kuwabara S，Dispenzieri A，Arimura K，et al.Treatment for poems（polyneuropathy，organomegaly，endocrinopathy，m-protein，and skin changes）syndrome[J].The Cochrane database of systematic reviews，2012，6（6）：CD006828.

[15] 葛义俊，戴映，高建国 .Poems 综合征的临床特征及诊疗分析 [J]. 临床神经病学杂志，2018，31（02）：107-110.

恶性外周神经鞘瘤误诊为糖尿病足

例一：

一、病例介绍

（一）病史

患者男性，73 岁，主因"左足破溃 18 个月，发现血糖升高 14 个月"入院。

现病史：入院前 18 个月患者修剪左足底胼胝时致左足破溃，自行消毒处理，创面逐渐扩大并出现脓性分泌物。入院前 14 个月，在当地医院住院治疗足部创面期间，发现空腹血糖 8mmol/L，并诊断"2 型糖尿病、糖尿病足"，予以"二甲双胍 0.5，3 次/日"降糖治疗，左足创面予换药治疗。20 余日后创面缩小出院。出院后患者间断口服二甲双胍片，未监测血糖，因创面迁延不愈，就诊于多家医院效果均不佳，遂来我院治疗。

既往史：7 岁时左侧胫骨骨折；10 岁左耳中耳炎导致左耳听力丧失；脑梗死病史 5 年，无后遗症状；高血压病史 1 年，血压最高达 180/90mmHg，未规律用药。吸烟史 30 余年，20 支/天。

（二）查体

1. 全身查体　血压 166/84mmHg，余生命体征正常。心肺腹查体未见明显异常。

2. 专科查体　左侧腹股沟可触及多个异常肿大淋巴结，最大为 3cm×5cm，质韧，无明显压痛，活动度尚可，形态欠规则，边界清晰，与周围组织稍粘连。局部皮肤无红肿、瘢痕、瘘管。余浅表淋巴结无肿大及压痛。双侧股动脉、腘动脉搏动正常，双侧足背动脉搏动均减弱。双下肢痛温觉、振动觉、压力觉无明显异常，跟腱反射未引出。双侧小腿皮肤完整、干燥，皮温正常，可见散在色素沉着。左足底第 2 跖趾关节到 4 跖趾关节处可见一大小约 8cm×7cm 创面，创面周围可见胼胝，创面内肉芽呈暗红色，可见少量脓性分泌物，伴恶臭气味，创面下缘触痛明显，有无波动感（病例 7 图 1）。

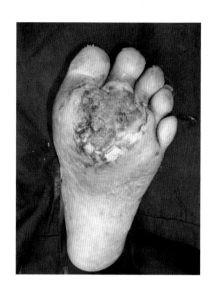

病例 7 图 1　足部照片

（三）化验

1. 糖化血红蛋白 5.8%。

2. 血常规　白细胞 $5.8 \times 10^9/L$，中性粒细胞百分比 54.2%，红细胞 $3.49 \times 10^9/L$，血红蛋白 105g/L，血小板 $509 \times 10^9/L$。

3. 感染指标　C- 反应蛋白 3mg/L，降钙素原 0.131ng/ml，白介素 -6 5.28pg/ml，血沉 19mm/h，创面分泌物培养：铜绿假单胞菌。

4. 其他指标　肝肾功能正常，D 二聚体 390ng/ml。

5. 尿便常规　正常。

6. ACR 5.01mg/mmol。

（四）检查

1. 影像学　左足 X 光片：考虑左足糖尿病足改变，构成左足各骨骨质疏松，各骨近关节面可见骨质吸收、破坏，关节间隙未见明显狭窄，软组织密度不均匀，呈蜂窝状改变。

2. 血管相关　踝肱指数（ABI）（左 / 右）1.06、1.08，TBI（左 / 右）0.50、0.60。双下肢动脉血管彩超：双下肢动脉硬化伴多发斑块，右侧足背动脉细。

3. 全身其他　肺 CT 示：双侧胸膜增厚，双肺尖胸膜钙化。右肺上叶后段、左肺上叶舌段、下叶内前、外基底段多发结节，建议随访。

（五）初步诊断

2 型糖尿病性左足溃疡（Wagner 3 级）。

二、诊疗经过及随访

入院后给予头孢唑肟钠和奥硝唑抗感染治疗 1 周，创面分泌物减少，但肉芽组织呈菜花样生长，易出血，触痛明显，患足创面疼痛，夜间为主，给予氨酚羟考酮口服，效果不佳。入院 5 日后出现发热，其他部位未见感染灶。进行创面活体组织病理检查，病理回报（病例 7 图 2）：（皮肤）梭形细胞恶性肿瘤，核分裂易见，结合免疫组化，符合恶性外周神经鞘膜瘤。免疫组化：Bcl-2（−）、CD34（−）、VIM（＋）、S-100（＋）、SMA（−）、Ki-67（30%）、CD163（＋）、HMB45（−）、Desmin（−）、CKpan（−）、CAM5.2（−）、EMA（−）、CD56（−）、CD57（−）、MelanA（±）。患者拒绝对腹股沟淋巴结进行穿刺活检，要求出院。电话随访，患者出院后未治疗，1 个月后因呼吸衰竭死亡。

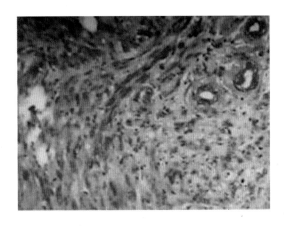

病例 7 图 2　病理照片

例二：

一、病例介绍

（一）病史

患者女性，62 岁。主因"左足第一趾溃烂 5 年，发现血糖高 1 年"入院。入院前 5 年无明显诱因出现左足第一趾破溃，有脓性分泌物流出，足趾肿胀、疼痛明显，先后在多家医院治疗，患趾反复破溃，长期不愈。入院前 1 年体重下降，2 个月内体重下降约 4kg，检测餐后血糖 12.5mmol/L，诊断为"2 型糖尿病"，给予口服降糖药物治疗，血糖控制良好。入院前 4 个月不慎被他人踩伤患趾后致局部肿胀加重、破溃、有脓性分泌物流出，自服抗感染药物后患趾创面愈合，但仍肿胀，无明显好转，为进一步诊治来院。

高血压 3 年，口服左旋氨氯地平 2.5mg 1 次 / 日；风湿性关节炎、骨质疏松症 9 年（未规律治疗）；9 年前因子宫肌瘤行"子宫切除术"。

（二）查体

1. 全身查体　血压 140/70mmHg。余生命体征平稳。BMI 28.1kg/m²。心肺腹查体未见明显异常。

2. 专科查体　双侧股动脉、腘动脉搏动正常，双侧足背动脉搏动减弱。双下肢痛温觉减退，振动觉、压力觉无明显异常，跟腱反射正常。右足未见异常。左足皮温正常，第 1 趾肿胀明显，全趾有波动感，触痛明显，呈青紫色，无分泌物渗出（病例7 图 3）。

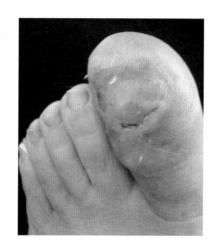

病例 7 图 3　就诊时患足照片

（三）化验

1. 糖化血红蛋白 5.5%。

2. 血常规：白细胞 3.7×10^9/L，中性粒细胞百分比 66.7%，红细胞 3.7×10^9/L，血红蛋白 109g/L，血小板 133×10^9/L。

3. 感染指标　C- 反应蛋白 1.2mg/L。

4. 其他指标　肝肾功能正常。

5. 尿便常规　正常。

6. ACR 2.0mg/mmol。

（四）检查

1. 影像学　左足X光片（病例7图4）：第1趾远节及中节部分骨质缺如，中节趾骨近端部分骨残留，第1趾软组织明显肿胀，前端缺损。

2. 下肢血管超声　双下肢动脉硬化伴斑块形成。

3. 颈部淋巴结超声　左侧颈部淋巴结稍大。

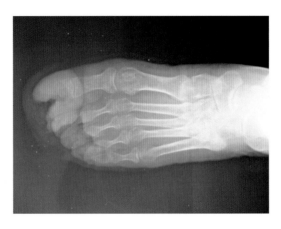

病例7图4　足部X光

（五）初步诊断

2型糖尿病性左足坏疽（Wagner 4级）。

二、诊疗经过及随访

入院后，行患趾切开清创术，术中见黑红色血性液体流出，无臭味，创面下可触及粗糙骨质，触痛明显，渗血较多，第1趾骨骨质破坏，切开后有灰褐色黏稠液体流出（病例7图5），内科治疗无法保留患趾。遂在局部麻醉下行左足第1跖趾关节离断术。病理（病例7图6）提示：恶性外周神经鞘瘤。免疫组化：CKpan（－）、CD31（－）、CD34（－）、CD56（++）、CD68（－）、VIM（+++）、Ki-67（70%）、P53（++）、S-100（+）、MelanA（－）、HMB45（－）、BCL-2（++）、SMA（－）、CK7（－）、F-Ⅷ相关抗原（－）、SMA（－）、CD117（－）。

病理结果回报后，患者拒绝进行进一步检查。请骨科及肿瘤科会诊，建议行截肢治疗，患者及家属拒绝截肢。局部创面经清洁换药愈合后患者出院。电话随访：出院2个月后创面再次溃烂，出院后1年，多器官功能衰竭死亡。

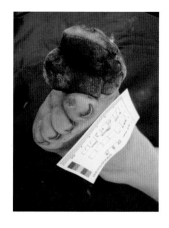

病例 7 图 5 切开清创后照片

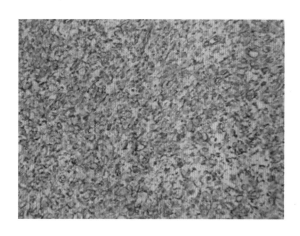

病例 7 图 6 病理照片

三、治疗中容易误诊的因素及治疗的体会

这两例患者均以糖尿病足就诊，创面病理诊断为恶性外周神经鞘瘤。神经鞘瘤主要发生于躯干及四肢的神经干部位，发生于足掌及足趾部非常罕见。两例患者从起病至死亡，有很多相似之处，也有较多异同。其中容易误诊的因素：①慢性创面：两例创面均隐匿发病，创面时间均超过一年，缓慢进展，入院前曾多处就诊，曾按照糖尿病足治疗，可见一定的临床及效果（如创面临时闭合或感染减轻等）；②发病部位为糖尿病足常见部位：例1发生在足底部受压处胼胝中央，例2发生在足趾，均为糖尿病足发病的常见部位；③检查化验结果与糖尿病足相似：两例患者的足部 X 光片均提示局部骨质破坏，与糖尿病足慢性创面骨质破坏后 X 光检查无差异，无特异性；化验结果中两者均曾有感染指标升高，血红蛋白、白蛋白下降等。肿瘤合并感染时可以出现感染指标异常，肿瘤消耗也可出现血红蛋白和白蛋白下降；而在糖尿病足病例中也经常出现感染，因感染消耗及清创出血也常导致贫血。这些化验指标无法区分肿瘤和糖尿病足，甚至有误导作用。

但这两个病例的临床表现有很多与传统糖尿病足不同之处，应该更早引起警惕。①两例患者的糖尿病病史均较短，糖尿病明确诊断时间晚于创面出现时间，血糖控制良好（糖化血红蛋白均达标）；②两例患者的下肢血供均较好，在糖尿病足患者中，血供较好的创面在积极治疗后通常效果良好。如未规律治疗，血供好的病例合并感染时软组织溃烂发展较快，这两例患者均与常规现象不符；③例1患者创面合并疼痛。例1创面位于胼胝处，易被误诊神经性溃疡，而这种创面通常以痛觉减退消失为主，该患者局部却合并明显疼痛，这与常理不符；④例1患者创面表面无严重感染表现，且化验结果中炎性指标仅轻度升高或不升高，但出现发热、浅表淋巴结肿大，这些用局部感染无法解释。例2患者尽管也查出左侧颈部淋巴结稍大，因未进行进一步检查，无法证实与恶性神经鞘瘤有关。

恶性神经鞘瘤是恶性度极高的肿瘤，两位患者在确诊后，均放弃进一步治疗，分别于出院后1个月及1年即死亡。该疾病的主要治疗方法是早期扩大手术，故而早诊断早治疗是治疗的关键。医生应有足够的临床敏感性，当病程中表现出与糖尿病足发生发展不同的症状、体征或实验室检查时，应引起足够的警惕，考虑到因其他疾病所致创面的可能；当没有足够的原因会导致慢性创面的情况下，应及早进行组织活检，明确诊断。

四、误诊疾病的系统介绍

恶性外周神经鞘瘤（MPNST）占软组织肉瘤的5%～10%，多见于成年人，无性别差异。MPNST的组织来源主要有大神经干、神经鞘瘤、节细胞瘤的恶变三种。MPNST在普通人群中发病率为1/100 000，可发生于任何有神经纤维分布的组织和器官，多发生于周围神经的分支或鞘，因神经根多发自坐骨神经、臂丛神经和骶神经丛，因此病变部位多见于头颈部、躯干和四肢。常见的临床表现为病变部位肿胀、疼痛，初始肿块较小，生长速度缓慢，后可快速生长，常因无意中触摸到软组织包块就诊。该病恶性度高，易复发与转移，最常转移至肺部，其次是大脑、肝脏、肾上腺等。据文献报道，发生于躯干、腿部和头部的病例常为无痛性或仅有轻微胀痛，而发生于足部的病例通常为痛性包块。

恶性神经鞘瘤发病率低，早期临床表现及实验室检查均无特异性，病理检查是最重要的也是金标准的诊断依据。病理检查中，光学显微镜下病变组织HE染色可见梭状细胞，可见有丝分裂象，常见多形性细胞核。免疫组化方面约一半病例的瘤细胞显示对神经鞘细胞的标志物S100呈阳性反应，有些伴NF（+），NSE（+），Vimentin（+），ACTN（+）随着病情进展，MRI具有良好的软组织分辨率，能准确评估肿瘤组织与邻近肌肉、脂肪、血管等软组织的关系，可协助诊断该疾病。PET-CT可协助诊断病灶来源和转移情况。骨扫描有助于判断有无骨转移。

MPNST致死率高，5年生存率约45%。首选治疗方案为外科手术完全切除瘤体，切除肿瘤边缘2cm以上无肿瘤细胞的组织，并需一并切除侵犯的神经，这样也势必会造成相应的神经功能障碍，且术后的复发率较高。对于化疗，目前文献报道的化疗方案多样，且多为单中心回顾性研究，化疗的效果不明确，多数学者倾向于化疗有效，环磷酰胺、阿霉素被认为是治疗 MPNST 远处软组织转移病灶的有效药物，可降低肿物的复发率，改善生存质量，但不会延长患者整体的生存时间，目前认为化疗用于肿物超过 5cm、无法手术切除或已经有远处转移的患者。

（肖　黎　空军特色医学中心）

参考文献

[1]LaFemina J，Qin LX，Moraco NH，et al. Oncologic outcomes of sporadic，neurofibromatosis——associated，and radiation-induced malignant peripheral nerve sheath tumors[J]. Ann Surg Oncol，2013，20（1）：66-72.

[2] 王丽华,马可云,章士正. 下肢恶性外周神经鞘瘤二例[J]. 中华医学杂志,2010,90(7)：503-504.

[3]Godfrey GJ，Farghaly H. Lymph node metastasis of malignant peripheral nerve sheath tumor in the absence of widespread disease five years after diagnosis：a rare finding[J]. Int J Clin Exp Pathol，2010，3（8）：812-814.

[4]Minagawa T，Shioya R，Sato C，et a1. Advanced epithelioid malignant peripheral nerve sheath tumor showing complete response to combined surgery and chemothera PY：a case report[J]. Case Rep Oncol Med，2011，2011（7）：920-929.

[5]Panigrahi S，Mishra SS，Das S，et a1. Primary malignant peripheral nerve sheath tumor at unusual location[J]. J Neurosci Rural Pract，2013，4（S1）：83-86.

[6]Minovi A，Basten O，Hunter B，et a1. Malignant periph——eral nerve sheath tumors of the head and neck：manage ment of 1 0 cases and literature review[J]. Head Neck，2007，29（5）：439-445.

[7]Yaga US，Shivakumar R，Kumar MA，et a1. Malignant peripheral nerve sheath tumor：A rarity[J]. Indian J Dent，2015，6（1）：53-56.

糖尿病足伪装者——结外 NK/T 细胞淋巴瘤

一、病例介绍

（一）病史

患者女性，61 岁，主因"发现血糖升高 2 年，右足溃烂 1 个月余"入院。

现病史：2 年前体检空腹静脉血糖 7.0mmol/L，自行控制饮食，增加运动，未服用降糖药物，血糖控制尚可。1 个月前因外伤导致右足红肿疼痛，无发热，就诊外院诊断为"蜂窝组织炎"，给予口服抗生素（具体不详，疗程 1 周）治疗，同时给予切开引流，引流液偏少，非脓性分泌物，疗效不明显。10 天前右足红肿范围扩展至右小腿下段，为进一步治疗收入院。

家族史：父亲死于胃癌。母亲生前患糖尿病，死于冠心病。

（二）查体

1. 全身查体　生命体征正常。右手小指及尺骨头处皮肤暗红，局部皮温不高，无肿痛。右膝关节处皮肤可见一直径约 4.5cm×5.0cm 的色素沉着，伴脱屑，左足外侧皮肤暗红。全身浅表淋巴结无肿大及压痛。心肺腹查体未见异常，双下肢无水肿。

2. 专科查体　双侧股动脉、腘动脉搏动、足背动脉搏动正常。双足痛温觉、振动觉、压力觉，跟腱反射正常。右足轻度肿胀，右足外侧第 5 跖骨处可见 3.5cm×1.5cm 创面，深约 1.5cm，创面深部可见坏死肌腱，未探及骨质，创面两端可探及约 2cm 窦道，无分泌物，创面周围 3cm 皮肤红肿（病例 8 图 1）。

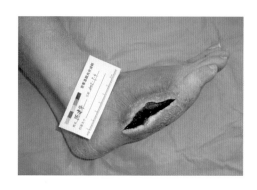

病例 8 图 1　足部创面（入院时）

（三）化验

1. 糖化血红蛋白 5.5%.

2. 血常规　白细胞 3.5×10^9/L↓、中性粒细胞百分比 56.9%、嗜中性粒细胞绝对值 2.0×10^9/L、血红蛋白 122g/L、血小板 199×10^9/L。

3. 感染指标　C- 反应蛋白 < 1.00mg/L、血沉 4mm/h、降钙素原 0.044ng/ml、白细胞介素 67.25pg/ml，创面细菌培养无细菌生长。

4. 其他指标　肝肾功能、电解质、凝血、肿瘤、甲状腺功能指标均正常。

5. 尿 ACR 0.20mg/mmol。

（四）检查

1. 右足 X 片　右足外侧软组织肿胀，右足未见明显骨质破坏。

2. 下肢超声　双下肢动脉硬化伴斑块形成。右胫后 / 足背 ABI 1.02/1.04，左胫后 / 足背 ABI 1.11/1.03，右 / 左 TBI 1.07/0.82。

3. 振动觉检查　右足第一足趾：病变临界区域，足背：病变临界区域；左足第一足趾：病变临界区域，足背：轻度 – 中度病变。

（五）初步诊断及依据

2 型糖尿病合并双下肢动脉硬化症；糖尿病右足溃疡（Wagner 2 级，中度感染）

二、诊疗经过及随访

清创，消除无效腔后给予负压吸引治疗。头孢唑肟及甲硝唑治疗效果欠佳，改为头孢哌酮舒巴坦抗感染治疗。入院后 2 周左足跟碰撞右小腿胫前皮肤后出现局部肿胀，面积约 2.0cm×2.0cm，轻度压痛，活动正常，无淤血迹象。据患者回顾，其 1 年前此处曾受外伤后肿胀，自行缓解。完善右下肢包块彩超:右侧胫骨中段前方未见明显异常。右下肢正侧位片提示：右侧髁间嵴可见骨质增生影，右胫腓骨骨质未见异常，软组织未见异常。化验：白细胞 2.7×10^9/L↓、嗜中性粒细胞绝对值 1.4×10^9/L↓、淋巴细胞绝对值 1.0×10^9/L↓。次日复查白细胞 1.9×10^9/L↓、淋巴细胞百分比 57.2%↑、单核细胞百分比 15.3%↑、嗜中性粒细胞绝对值 0.5×10^9/L↓。患者既往无血液系统疾病，目前无发热，考虑与应用桂哌齐特注射液、抗生素（头孢唑肟、头孢哌酮舒巴坦）等药物引起，停上述药物，应用重组人粒细胞刺激因子注射液 300μg 皮下注射，治疗后次日复查白细胞 9.8×10^9/L、中性粒细胞百分比 83.9%↑、嗜中性粒细胞绝对值 8.2×10^9/L↑、淋巴细胞百分比 12.6%↓。监测血常规变化停用所有可疑药物后，患者白细胞仍逐渐减少。化验自身免疫指标：类风湿因子 < 20.0U/ml、抗 CCP < 0.5U/ml、

抗角蛋白抗体阴性（－）、补体 C_3 0.663g/L ↓、补体 C_4 0.126g/L ↓、抗核抗体＋抗核抗体谱：阴性、ANCA 过筛试验阴性（－）。

患者创面经过两次负压吸引治疗，局部肉芽组织及肌肉晦暗，无生机，类似腐肉，触之易出血（病例 8 图 2）。患者血供好，治疗效果与临床规律不符，行创面组织活检，明确病理诊断。创面组织病理报告：（右足外侧）送检皮肤组织，真皮内弥漫异型增生的淋巴细胞浸润，部分区域坏死（病例 8 图 3），结合免疫组化符合结外 NK/T 细胞淋巴瘤。免疫组化：CD20（少许＋）、CD3（＋）、Ki-67（70%＋）、CD5（＋）、CD23（－）、CD7（－）、CD8（＋）、CD79a（少许＋）、pax-5（－）、TdT（－）、CD2（部分＋）、CD4（－）、CD56（＋）、MPO（＋）、CD30（部分弱＋）。骨髓象未见瘤细胞侵犯。骨髓残留检测未见恶性细胞，染色体正常，WT1 基因正常。全身 PET-CT（病例 8 图 4）：右足第 5 跖趾关节外侧及右侧小腿中上段胫骨外侧及皮下高代谢肿瘤病灶，从头到足其余部位未见明显高代谢肿瘤病灶。

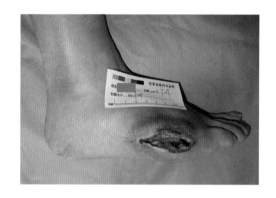

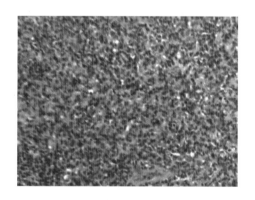

病例 8 图 2　足部创面　　　　　　　　　　病例 8 图 3　足部皮肤组织病理
（入院后 3 周，两次负压后）

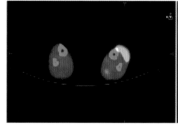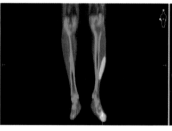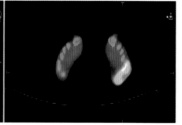

病例 8 图 4　PET-CT（首次）

修正诊断：①NK/T 细胞淋巴瘤；②粒细胞缺乏症；③2 型糖尿病，双下肢动脉硬化症；④双眼白内障。

化疗方案如下：表阿霉素70mg第1天，依托泊苷100mg第2、5天，长春新碱2mg第1天，门冬酰胺酶1万U第1～第7天，地塞米松磷酸钠注射液10mg第1～第7天。经过2个疗程化疗后创面愈合（病例8图5）。2015年10月2月后复查PET/CT，肿瘤对前期化疗反应较好，表现在：①原右侧小腿中上段胫骨外侧皮肤及皮下异常高代谢病灶FDG代谢程度较前减低、范围较前缩小，最大和平均SUV为2.2和1.4（上次为3.3和1.5，下降33%），皮下高代谢结节大小范围约为2.1cm×0.9cm×0.8cm，皮肤高代谢病变范围大小约为3.7cm×1.2cm（上次病变范围长径约为10.3cm），但仍有高代谢肿瘤残留病灶；②原右足第5跖趾关节外侧皮肤及皮下异常高代谢不规则软组织密度病灶FDG代谢异常增高现象基本消失；最大和平均SUV为0.8和0.4（上次为4.1和1.8，下降约80%），扫描范围内其余部位未见明显异常高代谢肿瘤样病灶。半年后我院门诊PET/CT（病例8图6）检查双下肢膝关节及以下未发现肿瘤病灶，病情完全缓解。共进行化疗8个疗程。

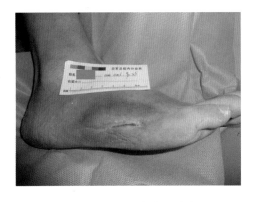

病例8图5 足部创面愈合

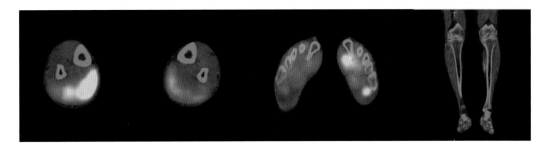

病例8图6 PET-CT（半年后复查）

3年后右下肢皮肤再次出现4个红斑结节，分别位于右下肢踝部内侧、膝关节外侧及大腿前侧，直径1～2cm大小，伴疼痛，之后膝关节外侧红斑结节表面有溃烂、少量分泌物，在当地医院口服甲硝唑1周无效，且结节逐渐增大，局部激光治疗1周无效。皮肤活检明确皮肤NK/T淋巴瘤复发。按之前化疗方案治疗1个疗程后右侧脚踝处及右膝关节股内侧病变基本痊愈，右膝关节外上方病变较前明显好转，部分结痂，未见明显感染征象。因患者使用表阿霉素后胸闷，从第3个疗程化疗方案改为环磷酰胺1.2g/m² d1，依托泊苷100mg d1、d3、d5，长春地辛4mg d1，地塞米松磷酸钠注射液10mg d1～d5。第4疗程中右侧足底出现2cm×2cm大小红斑。从第6疗程开始化疗方案调整为吉西他滨1.5 d1、d8，顺铂40mg d1～d3，地塞米松10mg d1～d5，门冬酰胺1万U d1～d5。化疗后右足原病变好转，病灶干燥、颜色变淡。自行终止化疗。

4年半以后，无诱因再次出现双小腿肿胀，右足外沿原病变发红，自行外用药物治疗（不详）病情无好转，2月中旬双下肢凹陷性水肿明显加重，双下肢大腿根部以下均水肿，伴面部水肿，下肢皮肤出现多处破溃、渗液，无发热。白细胞1.75×10^9/L↓、血红蛋白92g/L↓、血小板计数95×10^9/L↓、嗜中性粒细胞绝对值1.14×10^9/L↓、纤维蛋白原1.25g/L↓、铁蛋白836μg/L↑、EB病毒DNA测定9.535×10^4copy/ml。嗜血综合征相关项目结果：NK活性12.93%（正常＞15.11%），SCD25 23 236pg/ml（正常＜6400），诊断NK/T淋巴瘤和合并嗜血综合征。给予地塞米松＋VP16方案化疗，化疗后粒细胞缺乏。于2020年4月18日出现高热，体温40℃，精神不佳，小便失禁，血压正常，考虑粒缺合并严重感染，给予美罗培南及万古霉素抗感染，G-CSF升白细胞，临时丙球输注后，体温控制。患者水肿基本消失、下肢皮肤皮损逐渐愈合，血常规好转，一般情况明显改善。由于患者化疗耐受性差，极小剂量使用后粒细胞缺乏。更改治疗方案为干扰素30μg，1～2次/周，皮下注射；泼尼松15～30mg，1次/日，口服。

三、治疗中容易误诊的因素及治疗的体会

本例患者外伤后出现足外侧溃疡，迁延不愈，起初误诊为糖尿病足。但患者糖尿病病史短，糖尿病血管及神经病变不明显，治疗过程中效果未达到治疗预期。患者创面周围红肿，抗感染治疗无效，且合并下肢其他部位皮肤病变，粒细胞减少。上述情况促使我们怀疑起初糖尿病足的诊断，行皮肤组织活检病理检查后明确皮肤淋巴瘤的诊断。患者在明确诊断后进行了化疗，足部创面很快愈合。病程中患者复发了2次，均累及皮肤。第一次复发经化疗患者病情缓解。第二次复发合并了嗜血综合征，病情凶险危重，化疗后病情明显改善。误诊为糖尿病足的皮肤淋巴瘤仅有数例报道，淋巴瘤的类型不尽相同。

皮肤恶性肿瘤和其他类型癌症的皮肤表现可能不会表现出典型的特征，可以类似良性伤口。糖尿病足溃疡是一种常见的糖尿病并发症，影响6%的患者。因此，临床医生可能首先将足部创伤归因于糖尿病并发症，而不是恶性肿瘤。糖尿病溃疡表现通常由免疫反应改变、血管和神经异常以及与糖尿病相关的其他因素来解释。然而，糖尿病患者的足部溃疡可能是恶性肿瘤的症状，特别是糖尿病患者患皮肤癌的风险增加。值得注意的是，DFU是最常见的初始误诊之一。众所周知，误诊和延误诊断恶性肿瘤可能导致不良的疾病结果。区分慢性溃疡和恶性肿瘤并不总是容易的。恶性肿瘤可以模仿DFUs，或者溃疡可以转化为恶性肿瘤，使诊断复杂化。

Lyundup AV 等报道被误诊为 DFU 的病变随后被诊断为黑色素瘤（68%的病例）、卡波西肉瘤（14%）、鳞状细胞癌（11%）、T 细胞淋巴瘤和弥漫性 B 细胞淋巴瘤（均为 4%）。在随后被诊断为癌症的患者中，≥65岁增加了最初怀疑 DFU 的可能性（OR 2.452；95%可信区间 1.132 ~ 5.312；$P = 0.019$）。

糖尿病皮肤病变，尤其是具有持续性疼痛和压痛的不愈合特征的老年患者，必须通过临床、影像学和组织学特征的密切关联来谨慎处理。正确的诊断可以避免治疗不当，这会给这些患者带来严重后果。

四、误诊疾病的系统介绍

原发性皮肤淋巴瘤是一组异质性的 T 细胞和 B 细胞肿瘤，发生于皮肤，诊断时无皮肤外病变的证据。原发性皮肤淋巴瘤的免疫表型和遗传学特征、临床行为和预后都很独特，因此 2018 更新版 WHO 欧洲癌症研究和治疗组织（EORTC）分类和第 5 版 WHO 血液淋巴肿瘤分类将其列为独立的分型。原发性皮肤淋巴瘤预后通常明显好于淋巴结淋巴瘤。

在西方国家，皮肤 T 细胞淋巴瘤（CTCL）约占所有原发性皮肤淋巴瘤的75%。蕈样肉芽肿（MF）和原发性皮肤 CD30+ 淋巴细胞增生性疾病约占所有 CTCL 的90%。其他类型的 CTCL 罕见，可能呈现极具侵袭性的临床病程。皮肤 B 细胞淋巴瘤（CBCL）约占所有原发性皮肤淋巴瘤的25%。目前识别到的 3 种主要类型是原发性皮肤边缘区淋巴瘤（PCMZL）、原发性皮肤滤泡中心淋巴瘤（PCFCL），以及原发性皮肤弥漫性大 B 细胞淋巴瘤，腿型（PCDLBCL，LT）。

鼻型结外 NK/T 细胞淋巴瘤（extranodal NK/T cell lymphoma, nasal type, ENKL）几乎都是由小细胞、中等细胞或大细胞组成的 EBV（Epstein–Barr virus, EBV）阳性淋巴瘤，通常有 NK 细胞表型，极少情况下还有细胞毒性 T 细胞表型。皮肤是第二常见的受累部位，仅次于鼻腔/鼻咽，且皮肤受累可能是该病的原发性或继发性表现。这种淋巴瘤在亚洲、中美洲和南美洲更常见。患者发病时的中位年龄为52岁。ENKL通常会引起血管损伤和组织破坏，并与EBV感染有较强相关性。与鼻型NK/T细胞淋巴瘤相比，鼻外型NK/T细胞淋巴瘤的免疫表型略有不同，更可能表现为Ⅱ期及以上病变（56% vs 20%）、症状（即发热、盗汗、体重减轻）（54% vs 37%）和日常体能状态下降（10% vs 3%）。然而，按分期匹配后，鼻和鼻外NK/T细胞淋巴瘤的预后相似。重要的是，大约3%的ENKL伴有噬血细胞综合征，这是一种通常会致命的并发症，可能表现为高热、斑丘疹、存活不良、中枢神经系统症状、肝脾肿大、淋巴结肿大、血细胞减少、凝血病、肝功能异常或血清铁蛋白水平极高。患者需尽快使用依托泊苷加糖皮质激素和其他疗法治疗。血浆或骨髓中的EBV水平与患者不良结局有关，并可作为肿瘤负荷的间接指标。

（张　妲　空军特色医学中心）

参考文献

[1]Elisabetta Iacopi，Alberto Coppelli，Chiara Goretti，et al.Type 2 diabetic patient with a foot ulcer as initial manifestation of diffuse large B-cell lymphoma：A case report[J].Diabetes Res Clin Pract，2016，115：130-132.

[2]Daniela Russo，Pasquale Cretella，Silvia Varricchio，et al.Primary cutaneous Bcell lymphoma，leg type presenting as a diabetic ulcer：A challenging diagnosis[J].Pathol Res Pract，2022，235：153940.

[3]Zhang P，Lu J，Jing Y，et al.Global epidemiology of diabetic foot ulceration：a systematic review and meta-analysis[J].Ann Med，2017，49（2）：106-116.

[4]Qi L，Qi X，Xiong H，et al.Type 2 diabetes mellitus and risk of malignant melanoma：a systematic review and meta-analysis of cohort studies[J].Iran J Public Health，2014，43（7）：857-866.

[5]Tseng HW，Shiue YL，Tsai KW，et al.Risk of skin cancer in patients with diabetes mellitus：a nationwide retrospective cohort study in Taiwan[J].Medicine（Baltimore），2016，95（26）：e4070.

[6]Sondermann W，Zimmer L，Schadendorf D，et al.Initial misdiagnosis of melanoma located on the foot is associated with poorer prognosis[J].Medicine（Baltimore），2016，95（29）：e4332.

[7]Torres T，Rosmaninho A，Caetano M，et al.Malignant melanoma misdiagnosed as a diabetic foot ulcer[J].Diabet Med，2010，27（11）：1302-1303.

[8]Lyundup AV，Balyasin MV，Maksimova NV，et al.Misdiagnosis of diabetic foot ulcer in patients with undiagnosed skin malignancies[J].Int Wound J，2022，19（4）：871-887.

[9]Au WY，Weisenburger DD，Intragumtornchai T，et al.Clinical differences between nasal and extranasal natural killer/T-cell lymphoma：a study of 136 cases from the International Peripheral T-Cell Lymphoma Project[J].Blood，2009，113：3931-3937.

[10]Wang ZY，Liu QF，Wang H，et al.Clinical implications of plasma Epstein-Barr virus DNA in early-stage extranodal nasal-type NK/T-cell lymphoma patients receiving primary radiotherapy[J]. Blood，2012，120：2003-2010.

小腿肿痛，一波三折，"肿"在反复

一、病例介绍

（一）病史

患者男性，22岁，主因"反复右小腿肿痛2个月余，复发1日"入院。

现病史：患者于2.5个月运动后出现右小腿红肿、疼痛、皮温高（病例9图1），无发热、畏寒、寒战，就诊于我院急诊，化验白细胞 9.93×10^9/L、C- 反应蛋白 78mg/L↑，未行药物治疗，卧床休息1周无缓解。复查血常规白细胞 11.8×10^9/L↑、C- 反应蛋白 13.2mg/L↑、降钙素原 0.13ng/L↑，考虑"皮肤软组织感染"，给予头孢唑肟抗感染1天，患者自觉无效遂停用。2个月前就诊于我科，化验血常规：白细胞 6.23×10^9/L、C- 反应蛋白 23.8mg/L↑、血沉 29mm/h↑、降钙素原 0.06ng/L↑，自身抗体均阴性。右小腿超声、核磁：感染性病变伴血肿形成，考虑"皮肤软组织感染"，给予莫西沙星抗感染治疗3天，症状无缓解。后转至我院骨科，先后给予2次皮肤软组织清创＋负压吸引术及4次病变处血肿抽吸，其中2次送检了引流液细菌培养，结果均为阴性。经以上治疗后右小腿肿痛减轻出院。1天前患者因右小腿肿痛复发入住我科。

既往史：口腔溃疡20年余，每年出现大于3次，有自限性。曾有龟头溃疡，自行愈合。

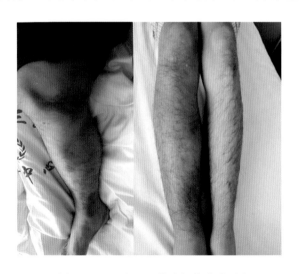

病例9图1　小腿照片（初次发病时）

（二）查体

1. 全身查体　生命体征正常，心、肺、腹查体未见阳性体征。

2. 专科查体　右小腿胫前及屈面分别可见长约 15cm 术后瘢痕，左小腿屈面可见长约 5cm 术后瘢痕。右小腿肿胀，局部皮温高，表面未见溃疡（病例9 图 2）。

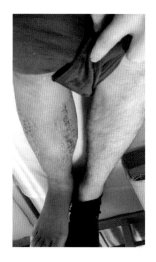

病例9 图 2　小腿照片（入院时）

（三）化验

1. 糖化血红蛋白　正常。

2. 血常规　白细胞 5.56×10^9/L，中性粒细胞 2.39×10^9/L，淋巴细胞 2.06×10^9/L，嗜酸性粒细胞 0.71×10^9/L（$0.02 \sim 0.5$），嗜碱性粒细胞 0.02×10^9/L，血红蛋白 127g/L，血小板 329×10^9/L。

3. 感染指标　C- 反应蛋白 2.49mg/L、降钙素原 0.033ng/ml、血沉 10mm/h，两次右小腿引流液细菌培养均阴性。

4. 其他指标　白蛋白 51g/L、肌酐 67μmol/L、纤维蛋白原 3.6g/L、D 二聚体 177ng/ml。

5. 自身抗体　抗核抗体＋抗核抗体谱、抗中性粒细胞胞质抗体、类风湿因子、抗磷脂抗体均阴性。

（四）检查

1. 影像学　右小腿 MRI（入院后 3 周）：右胫骨中下段少许髓腔水肿，右胫骨周围少量积液，前侧周围肌肉、皮下软组织轻度水肿。左小腿 MRI（入院后 3 周）：左小腿皮肤、皮下软组织活检术后。左小腿皮下软组织水肿。双小腿软组织超声：右侧胫前皮肤、浅筋膜层软组织水肿，胫前肌群炎性改变，内伴多个钙化灶，右胫骨中段骨质改变，局部骨膜隆起，左小腿广泛浅筋膜层软组织水肿，下段局部呈炎性改变并少量积液。

2. 血管相关　双下肢血管超声：双下肢动静脉超声未见异常。

（五）初步诊断及分析

右小腿肿痛原因待查：①白塞综合征？②嗜酸性筋膜炎？③皮肤软组织感染？④未分化结缔组织病？

白塞综合征，是一种病因未明的全身慢性血管炎症性疾病，临床表现多样，且缺乏实验室指标，临床漏诊及误诊率均较高。该病典型的临床表现为三联征即反复口腔溃疡、生殖器溃疡、眼炎，此外还可表现为关节炎、皮肤损害、静脉血栓、动脉瘤、胃肠道症状及神经系统受累表现。诊断多依据 2014 年国际白塞病分类标准。该患者既往有反复口腔溃疡病史，曾有龟头溃疡，目前主要表现为右小腿反复肿胀，该病不除外，需进一步完善其他检查如组织病理学检查等，进一步明确诊断。

嗜酸性筋膜炎，又叫嗜酸性粒细胞性筋膜炎，该病是一种少见的以深筋膜发生弥漫性肿胀、硬化为特点的疾病，病因不明。病理显示病变主要在筋膜，受损部位靠近脂肪组织小叶间隔有纤维化和炎症细胞，早期病变中有嗜酸性粒细胞浸润，而表皮组织正常。该病青壮年多发，男性多于女性，过度运动可为诱因，四肢为好发部位。主要表现为皮肤筋膜弥漫性水肿及硬化、橘皮样外观、红斑、色素沉着、低热、乏力及肌肉酸痛等。MRI 可见 T_1 筋膜增厚、T_2 高信号、增强后见筋膜强化，与疾病活动相平行。该患者青年男性，运动后发病，主要表现为右小腿肿痛，但既往右小腿 MRI 未见筋膜增厚，需进一步完善组织病理学检查明确诊断。

皮肤软组织感染，是由细菌感染引起的一类疾病，如金黄色葡萄球菌、乙型溶血性链球菌、大肠杆菌等。主要表现为病变部位的红肿热痛，可伴发热、血白细胞升高等。该患者第一次入院时右小腿肿痛明显，局部皮温高，化验血白细胞、中性粒细胞及 CRP 均升高。但患者无发热、畏寒等症状，先后给予头孢唑肟及莫西沙星抗感染治疗无效，两次右小腿肿胀处引流液细菌培养均阴性。据以上分析考虑皮肤软组织感染不能解释患者疾病的全貌。

未分化结缔组织病，是一类具有结缔组织病（CTD）的症状和体征及血清血表现，但又不符合任一确定 CTD 的分类标准的疾病。该患者为青年男性，以反复右小腿肿痛、反复口腔溃疡为主要表现，无发热、脱发、光过敏、关节肿痛、雷诺现象等表现，完善抗核抗体等多种自身抗体均阴性，不支持该病。

二、诊疗经过及随访

患者前期经抗感染治疗无效，且病情反复，本次入院不考虑皮肤软组织感染。患者入院第3天患者出现恶心、呕吐症状，为除外胃肠道病变，完善胃肠镜检查均未见明显异常。为进一步明确诊断，皮肤及皮下组织病理学检查。患者入院第6天左小腿新发肿痛，局部可见结节样红斑，遂行左小腿皮肤及皮下组织病理学检查，等病理结果期间，患者出现口腔溃疡（病例9图3），位于右下唇，边界清楚，类圆形，周围绕以红晕，伴疼痛。追问病史，患者自幼即有口腔溃疡，平均每年超过3次，自行愈合或局部用药后愈合，且龟头曾有类似溃疡，自行愈合。1个月前出现浅静脉炎（病例9图4）。为进一步明确是否为白塞综合征，我们完善了针刺反应，结果为阳性（病例9图5）。左小腿皮肤及皮下组织病理学检查示：真皮内、骨骼肌组织血管壁炎细胞浸润，皮下脂肪组织可见炎细胞浸润。病理结果未见筋膜炎性改变，不符合嗜酸性筋膜炎诊断。根据2014年国际白塞病分类标准，累计≥4分即可诊断该病，该患者有口腔溃疡、生殖器溃疡、皮肤病变、血管受累及针刺反应阳性表现，其中血管受累方面除浅静脉炎外，反复右下肢血肿考虑为疾病累及动脉导致动脉瘤破裂引起。共计7分，符合白塞综合征诊断。明确诊断后依据2021年《白塞综合征诊疗规范》，给予秋水仙碱（0.5mg 2次/日）改善口腔溃疡及皮肤结节性红斑，同时给予甲强龙（40mg静脉滴注1次/日）抗炎改善机体炎症状态。经以上治疗2周后，双小腿肿痛减轻，口腔溃疡及皮肤结节性红斑消退，左小腿伤口愈合良好，拆线后出院。出院2天后患者左小腿伤口裂开再次入院，入院后给予左小腿伤口清创缝合术，同时给予甲强龙（40mg静脉滴注q12h）及环孢素（100mg/早，50mg/晚）抗炎抑制免疫等治疗，病情好转出院。出院后激素逐渐减量，随访半年未再出现口腔溃疡、生殖器溃疡及皮肤结节性红斑，双小腿肿痛无反复。

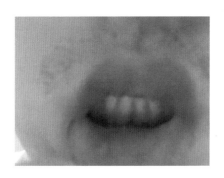

病例9图3 口腔溃疡

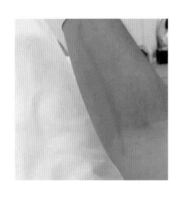
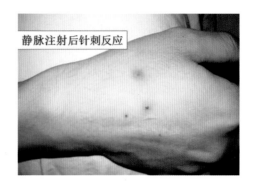

病例 9 图 4　浅静脉炎　　　　　　　　　病例 9 图 5　针刺反应阳性

三、治疗中容易误诊的因素及治疗的体会

（一）该患者容易误诊的因素

1. 症状不典型　患者发病时除右小腿肿痛外，无其他临床表现。

2. 实验室检查无特殊提示　患者实验室检查仅有血白细胞、C- 反应蛋白、红细胞沉降率、降钙素原升高，这些指标不够特异，对诊断无提示意义。

3. 影像学检查不特异　患者右小腿超声及 MRI 检查均提示感染性病变伴血肿形成，容易误诊为皮肤软组织感染。

4. 对口腔及生殖器溃疡这一症状认识不足　因为口腔溃疡及生殖器溃疡有自限性，所以患者第一次入我科时否认口腔溃疡、生殖器溃疡史，直至第二次住院期间出现新的口腔溃疡才想起既往有反复口腔溃疡及生殖器溃疡史。

5. 疾病本身的特点　白塞综合征的临床表现多样，两个症状的出现时间可间隔数年，当新的症状出现时先前的症状可能已经消退或缓解，故诊断时容易出现专科专治的现象，造成漏诊或误诊。

（二）治疗体会

明确诊断后，一般按照国内外最新的治疗指南或规范进行治疗。该患者即参考 2021 年发表在中华内科杂志的《白塞综合征诊疗规范》进行治疗。该病的治疗一般根据患者受累的部位、器官或系统进行治疗，包括局部及全身治疗。全身治疗一般应用激素联合免疫抑制剂。该患者治疗初期激素反应良好，为减少不良反应，未加用免疫抑制剂，但仅用激素尚不能控制疾病进展，为此联合应用免疫抑制剂——环孢素治疗，经以上治疗后随访半年，疾病控制良好，无复发。通过该病例认为当受累部位、器官或系统较多或为重要系统受累时，及早启动激素联合免疫抑制剂治疗，以快速控制病情，减少复发，从而达到较好的治疗效果。

通过该病例让我们重新认识了白塞综合征这一疾病，它是一种血管炎症性系统性疾病，可累及全身多个器官、系统。该患者以右小腿肿痛起病，临床症状单一，仔细观察患者就诊初期右小腿照片，可以看到局部有片状红斑样病变，即结节性红斑。白塞综合征累及皮肤主要表现有结节性红斑、假性毛囊炎、坏疽性脓皮病、血栓性浅静脉炎等，但均无特异性。对于症状不典型的病例组织病理学检查可以帮助我们区分炎症性及非炎症性疾病。白塞综合征的基本病理表现为血管炎，即血管壁或周围组织大量淋巴细胞、中性粒细胞浸润。该病例也提醒我们临床医生尤其是青年医生，对于不典型病例一定要结合临床表现及辅助检查包括实验室、影像学及病理学检查综合评估病情，避免误诊或漏诊。

四、误诊疾病的系统介绍

（一）概述

白塞综合征（Behcet's syndrome，BS）又称白塞病（Behcet's disease，BD），是一种以血管炎为基础病理改变的慢性、复发性自身免疫 / 炎症性疾病，主要表现为反复发作的口腔溃疡、生殖器溃疡、葡萄膜炎和皮肤损害，亦可累及周围血管、心脏、神经系统、胃肠道、关节、肺、肾等器官。1937 年土耳其医生 Hulusi Behcet 首次报道本病，引起现代医学的关注，命名为 "Behcet's disease"。在 2012 年修订的 Chapel Hill Consensus Conference（CHCC）血管炎命名中，将 BD 归于变异性血管炎。该病往往表现为不同的临床表型，近年来更多学者倾向将其称为 "BS"。"BS" 在世界范围内有较大的地域差异，中东、远东、地中海地区发病率较高，故被称为 "丝绸之路病"。全球综合患病率为 10.3/10 万人，我国患病率为 14/10 万人，发病年龄多为 15 ～ 50 岁，男女发病率相似，但男性早期发病者更易出现重要脏器受累，预后较差。

（二）临床表现

BS 多起病隐匿，临床表现多样，病情呈反复发作与缓解交替。全身多系统、多脏器均可受累，皮肤黏膜损害是最常见的临床表现，眼、血管、胃肠道、神经系统受累者预后不佳。部分患者伴有疲劳、睡眠障碍、体重减轻、发热等非特异性临床表现。

1. 口腔溃疡 复发性（＞ 3 次 / 年）、痛性口腔溃疡（Aphthous ulceration，阿弗他溃疡）通常是 BS 的首发症状，也是最常见的临床表现，发生率95% 以上。可发生在口腔任何部位，如舌、颊、唇、齿龈、咽、硬腭等处，常多发，疼痛剧烈，反复发作。

2. 生殖器溃疡 很少为首发表现，发生率为 51.7% ～ 93.0%。生殖器溃疡在男性多见于阴囊，亦可在阴茎、龟头和环肛门周围。女性最常见于大阴唇，亦可出现在小阴唇、阴道、宫颈处。与口腔溃疡比，生殖器溃疡出现的次数较少，数目亦少，但通常更深更大，边缘不规则，常疼痛剧烈，溃疡愈合后常留有瘢痕。

3. 皮肤损害　39.4% ~ 87.1% 的 BS 患者可出现皮肤损害，皮肤损害表现多种多样，包括假性毛囊炎、结节红斑、坏疽性脓皮病、血栓性浅静脉炎、Sweet 综合征样病变等。痛性结节性红斑为最常见的皮肤损害，多见于女性，好发于下肢，愈合后留有色素沉着，组织病理学检查提示血管炎。假性毛囊炎和痤疮样皮疹在男性患者更常见，可发生于非青春期人群（> 40 岁），是一种圆形无菌性脓疱，基底部有红斑和水肿病变，分布于背部、面部和颈部，有时沿发际线分布。血栓性浅静脉炎在男性患者更常见，分布于手臂和腿部的浅表静脉部位，可见于静脉穿刺后。针刺反应阳性为皮肤在针刺后出现红斑和脓疱，是 BS 患者特征性的皮肤超敏反应表现，具有诊断价值。

4. 眼损害　亦称眼白塞综合征。眼是 BS 最常见的受累脏器，可见于 26.8% ~ 93% 的 BS 患者，约 15% 的患者以眼病变为首发表现，如不及时治疗，可导致失明，是本病致残最主要的原因。可表现为眼红、眼痛、畏光、流泪等刺激症状及突发视力下降、眼前漂浮物等。

5. 血管损害　2.2% ~ 50% 患者可有血管受累，亦称血管白塞综合征，以男性居多。各种不同直径的动脉和静脉均可受累，静脉受累更常见，包括血栓性浅静脉炎和深静脉血栓形成（DVT）。动脉受累主要表现为动脉瘤、动脉狭窄和闭塞，以动脉瘤多见，可合并附壁血栓。

6. 心脏损害　心脏受累临床表现多样，可出现心包炎、瓣膜病变、冠状动脉病变、心内血栓、心肌炎、心内膜炎、传导异常、心肌梗死等，多提示不良预后。

7. 肺部损害　最常累及肺血管，出现肺动脉瘤、肺血栓形成，临床表现为咳嗽、胸痛、胸闷、呼吸困难等，严重病变者可出现大咯血，危及生命。

8. 消化道损害　又称肠白塞综合征，发生率4% ~ 38%，从食管至肛门全消化道均可受累，可单一部位或多部位受累，以回肠末端、回盲部、升结肠受累最多见。临床表现为腹痛、腹部包块、腹泻、腹胀、吞咽困难、嗳气、呕吐、便血、便秘等，溃疡累及食管时可出现顽固性胸骨后疼痛，严重者出现消化道溃疡、出血、肠穿孔、肠梗阻和瘘管形成等。

9. 神经系统损害　神经系统受累是 BS 最严重的并发症之一，称为神经白塞综合征，发生率为2.3% ~ 44%，多发生于30 ~ 40岁，男性患者多见。分为脑实质受累、非实质受累和周围神经系统受累。脑实质性受累最常见，表现为亚急性发作的头痛、颅神经麻痹、构音障碍、共济失调和偏瘫，是 BS 的主要致残、致死原因。

10. 血液系统　少数 BS 患者合并血液系统疾病，多见于女性，以骨髓异常增殖综合征最为常见，亦可合并白血病、再生障碍性贫血、淋巴瘤等。

11. 泌尿／生殖系统　偶有肾小球肾炎的散发病例报道，病理从 IgA 肾病、微小病变，至增殖性肾小球肾炎和急进性新月体肾小球肾炎均可出现，可伴有肾淀粉样变 AA 型引起肾病综合征，或表现为间质性肾炎。

12. 关节　5.3% ~ 93% 的患者出现关节症状，通常为非对称性、间歇性、非侵蚀性外周单关节炎或寡关节炎，最常累及膝、踝等大、中关节。临床表现为关节红、肿、热、痛，大多预后良好，少有关节畸形。

（三）辅助检查

BS 无特异性生物标志物或病理组织学特征。常规化验包括血、尿、粪常规，肝肾功能、电解质、红细胞沉降率、CRP 等。红细胞沉降率、CRP 与 BS 病情活动度相关，中性粒细胞／淋巴细胞比例升高亦提示病情活动。人类白细胞抗原（HLA）–B5/51 阳性率较高。部分患者针刺反应试验阳性。此外，胃肠镜、胸部高分辨 CT、血管超声／造影、心脏超声、颅脑 CT/MRI、腰椎穿刺等有助于早期发现病变。颅脑 MRI 和 CT、电生理、脑脊液检查有助于神经白塞综合征的诊断，并有助于排除感染。

（四）诊断／分类标准

BS 诊断主要依据临床症状，应详尽地采集病史及典型的临床表现。主要采用 2014 年由来自 27 个国家的学者组成的白塞病国际研究小组进行修订后的标准（international criteria for Behcet's disease，ICBD）。将针刺反应检查作为可选项，总评分 ≥ 4 分可诊断 BD，见病例 9 表 1。该标准敏感度为 94.8%，特异度为 90.5%。

病例 9 表 1　2014 年白塞病国际研究小组修订后的白塞病评分系统

症状／体征	评分
眼部病变（前葡萄膜炎、后葡萄膜炎、视网膜血管炎）	2
生殖器溃疡	2
口腔溃疡	2
皮肤病变（结节性红斑、假性毛囊炎）	1
神经系统表现	1
血管受累（动脉血栓、静脉炎或浅静脉炎）	1
针刺试验阳性 [a]	1

注：a：针刺试验是可选项，主要评分系统不包括针刺试验，如果进行了针刺试验，且结果为阳性，则额外加 1 分，评分 ≥ 4 分提示 BS。

（五）治疗方案及原则

BS 目前尚无公认的有效根治药物，主要治疗目标是迅速抑制炎症，防止复发，防止不可逆的器官损伤，延缓疾病进展，包括局部治疗及全身治疗。口腔、外阴溃疡者局部糖皮质激素（以下简称激素）治疗有助于改善皮肤黏膜病变的严重程度和持续时间，适用于复发不频繁、症状较轻、无需持续性系统治疗者。玻璃体内注射曲安奈德、激素缓释剂有助于注射眼的炎症控制。全身药物治疗一般依据患者受累的部位、器官或系统用药，包括激素、免疫抑制、生物制剂等。常用的免疫抑制剂有环磷酰胺、硫唑嘌呤、吗替麦考酚酯、环孢素、甲氨蝶呤等。常用的生物制剂为 TNF-α 抑制剂。

（六）预后与随访

BS 预后取决于脏器受累情况，单纯皮肤黏膜关节受累者预后良好，眼病、胃肠道、心血管、神经系统受累者预后不佳，病程中可发生失明、消化道大出血、穿孔、肠瘘、动脉瘤破裂、瘫痪等严重并发症，致残率和病死率高。建议患者每 1 ~ 6 个月随访 1 次，随访频率取决于患者的疾病受累范围及严重程度。对有重要脏器受累者，建议根据患者的年龄、性别、疾病严重程度，在疾病缓解 2 ~ 5 年后逐渐减少免疫抑制剂剂量。

（楚燕芳　空军特色医学中心）

参考文献

[1]Bettiol A，Prisco D，Emmi G.Behcet：the syndrome[J].Rheumatology（Oxford），2020，59（Suppl 3）：iii101-iii107.

[2]Hatemi G，Christensen R，Bang D，et al.2018 update of the EULAR recommendations for the management of Behcet's syndrome[J].Ann Rheum Dis，2018，77（6）：808-818.

[3]Li C，Li L，Wu X，et al.Clinical manifestations of Behcet's disease in a large cohort of Chinese patients：gender-and age-related differences[J].Clin Rheumatol，2020，39（11）：3449-3454.

[4]International Team for the Revision of the International Criteria for Behcet's Disease.The International Criteria for Behcet's Disease（ICBD）：a collaborative study of 27 countries

on the sensitivity and specificity of the new criteria[J].J Eur Acad Dermatol Venereol，2014，28（3）：338–347.

[5] 郑文洁，张娜，朱小春，等 . 白塞综合征诊疗规范 [J]. 中华内科杂志，2021，60（10）：860–867.

糖尿病合并对称性周围坏疽误诊为糖尿病足

一、病例介绍

（一）病史

患者男性，54岁，主因"双足足趾坏疽2个月"入院。

现病史：2个月前无明显诱因出现发热、头昏、头痛，输液退热治疗无好转，症状加重并出现意识模糊，上转当地三甲医院治疗期间，出现脓毒症性休克、循环衰竭、多器官功能损害（肝脏、肾脏、造血系统）、弥散性血管内凝血、重症肺炎、双足足趾干性坏疽。双下肢"散在花斑样改变"，逐步出现皮肤脱屑，双足足趾末端逐渐发黑、破溃、流脓。予以对症支持治疗后各器官功能恢复。左足足趾及右足第四、第五足趾创面结痂、痂皮脱落愈合，右足第一、第二、第三足趾尖坏死创面（病例10图1）经久不愈合，再次转入我院。

既往史：既往有2型糖尿病病史，无肢体麻木与间歇性跛行，无高血压、冠心病病史，无药物过敏史，有吸烟史20年，无糖尿病家族史。

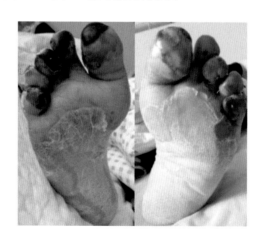

病例10图1　入院前足部外观

（二）查体

1. 生命体征　正常，心、肺、腹无特殊。

2. 专科查体　右足第一趾尖端可见约2cm×2.5cm干燥黑色结痂，周边皮肤稍红肿，右足第二、第三足趾尖端各可见约 1cm×0.8cm、1cm×0.5cm 溃疡，伴淡黄色分泌物流出，溃疡周边皮肤红肿。双足趾可见毳毛，趾甲增厚，右足第四足趾可见骑跨，足底见 10cm×6cm 大小淡黄色皮肤角质增厚，上覆细小脱屑，边缘微翘起，无糜烂、破溃、出血，可见脱屑后新生皮肤，色淡红，质软，皮纹正常，无赘生物（病例 10 图 2）。双侧足背动脉及胫后动脉搏动好。

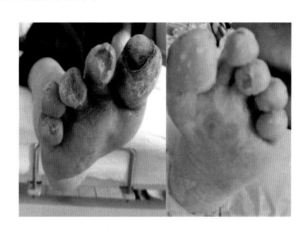

病例 10 图 2　入院时足部外观

（三）化验

血常规：白细胞总数 4.25×10⁹/L，血红蛋白 96.0g/L，CRP 7.99g/L，降钙素原 < 0.05ng/ml，血沉 30mm/h，肝肾功能正常。随机指血糖 6.2mmol/L，糖化血红蛋白 4.7%；OGTT、胰岛素、C 肽释放试验：提示释放高峰延迟。动态血糖监测：血糖波动于 3.9 ~ 6.8mmol/L，平均血糖 6.0mmol/L。尿微量白蛋白 / 肌酐 5.4mg/gCr。自身抗体：抗线粒体抗体 M2 阳性，余阴性。

（四）辅助检查

肌电图：左胫 MCV、双腓 MCV、右腓肠 SCV 传导速度减慢，提示双下肢周围神经损害。经皮氧分压：左足背 45mmHg，右足背 45mmHg。ABI：左 1.24，右 1.32。TBI：左 0.98，右 0.73。血管彩超：双侧颈动脉未见异常，双下肢动脉、深静脉未见异常。

（五）初步诊断

2 型糖尿病合并糖尿病足。

二、诊疗经过

患者入院后给予抗感染，阿司匹林、贝前列腺素口服治疗，配合局部换药。考虑无特效药物治疗，患者住院 8 天后主动要求转回当地医院后续治疗。3 个月后电话随访诉右侧拇趾坏死黑变皮肤逐步脱落，已有新皮肤覆盖其上。其余右侧二、三趾尖溃烂皮肤在离开我院后 2 个月内先后愈合。

三、治疗中容易误诊的因素及治疗的体会

本例患者 2 个月前在外院发生脓毒症性休克、循环衰竭、多器官功能损害（肝脏、肾脏、造血系统）、弥散性血管内凝血，存在对称性周围坏疽（symmetrical peripheral gangrene，SPG）前驱疾病。患者入院后下肢血管超声、经皮氧分压、ABI、TBI 均正常，此例患者双足对称性坏疽可以排除周围动脉疾病引起的缺血性糖尿病足。在双下肢足背动脉搏动存在的情况下出现双足趾末梢坏死，临床上具有病程较短、急性起病、双侧对称的特点，伴有下肢皮肤"散在花斑样改变"，这种皮肤改变即为"爆发紫癜"，后期皮肤脱屑为皮肤坏死后组织修复的表现。除了缺少病理诊断依据外，本例患者足部病变符合 SPG 的各项临床特征。

DIC 时机体的凝血 - 抗凝机制异常，引起微血管血栓，导致 SPG 的发生。SPG 与糖尿病足的发病机制不同，仅由"糖尿病"和"足病"就诊断为糖尿病足容易引起误诊、误治。

四、误诊疾病的系统介绍

对称性周围坏疽（symmetrical peripheral gangrene，SPG）发生在没有大血管阻塞下突发的外周对称性坏疽。SPG 最多发生于足部，多在脓毒血症、休克、心衰、DIC 等危重疾病的基础上。对称性周围坏疽病理表现为微血管血栓形成。

1. SPG 发病机制　既往文献报道 SPG 病理组织检查显示微静脉和毛细血管内微血管血栓（microthrombosis）形成，对 SPG 的组织进行 HE 染色及 MSB 染色，为纤维蛋白血栓，SPG 是 DIC 临床结局之一。DIC 高凝期表现为凝血过程的异常激活，纤维蛋白降解受损，微血管血栓形成。DIC 常引起多器官功能衰竭，对死于多器官功能衰竭的患者尸体解剖发现肾脏（皮质坏死）、肺、肝、脾、肾上腺、心脏、脑、胰腺和胃肠道中均有微血管血栓的形成。

回顾性研究发现，在发展至 SPG 前的 2 ~ 5 天，90% 的危重患者中观察到转氨酶急剧升高，多升高至正常高限的 20 倍以上。Warkentin 提出了"肝休克"（shock liver）的假说，肝脏损伤使其合成天然抗凝物质——抗凝血酶、蛋白 C 能力下降。在 DIC 时抗凝血酶、蛋白 C 急剧减少（可分别减少至正常的 20%、1%），机体抗凝 - 凝血机制失衡，引起微血管血栓的发生。除了"肝休克"解释 DIC 诱导 SPG 以外，感染应激等

造成内皮细胞功能受损，天然抗凝物质功能异常对 SPG 的发生发展起到推波助澜的作用。本例患者在外院治疗期间出现的感染性休克、循环衰竭、肝损害，随之出现 DIC，突发下肢足部各趾末梢对称性坏疽形成，其临床变化符合 SPG 发生发展过程。

2. SPG 的诊断与鉴别　SPG 缺少公认的诊断标准，临床特征表现为：①突然发生对称性肢体坏疽且不合并大血管闭塞；②多在脓毒血症、休克、心衰、DIC 等危重疾病的基础上发生；③可伴有皮肤"爆发紫癜"表现，早期由毛细血管扩张和红细胞外渗导致瘀斑外观，随着时间的推移缺血性坏死区域汇合可有出血性大疱。

当糖尿病合并 SPG 时需要与糖尿病足进行鉴别，糖尿病足在神经病变和（或）血管病变基础上，各种诱发因素导致足部感染、溃疡和（或）深层组织的破坏，分为神经型、缺血型和神经缺血型（也叫混合型）三种类型。由动脉粥样硬化引起的周围动脉疾病是引起缺血型、混合型糖尿病足坏疽的原因，足部缺血时表现为皮肤营养不良、趾甲增厚、皮温下降、皮肤发红，足背、胫后动脉搏动减弱或消失，随着病变进展可出现下肢间歇性跛行、静息痛，最后足部出现坏疽。而糖尿病微血管病变（所谓的"小血管疾病"）通常被认为不是糖尿病足的原因。

糖尿病足合并骨筋膜室综合征可以出现足部坏死，骨筋膜室综合征是由骨、骨间膜、肌间隔和深筋膜形成的骨筋膜室内肌肉和神经因急性缺血、缺氧而产生的一系列症状和体征。最初表现为患足持续剧烈疼痛（pain）、苍白（pallor），一旦腔室内压＞55mmHg 可以使供应肌肉的小动脉关闭，出现无脉（pulselessness），形成"缺血—水肿—缺血"的恶性循环,当支配神经的滋养血管也受累时会出现感觉异常（paresthesia）与肌肉麻痹（paralysis），到后期严重缺血坏死时皮肤呈暗红色或大理石般花纹状改变，故称为 5P 征，治疗上主要依赖早期识别及早切开加压引流，不然患足难保。该患者无肢体肿胀、疼痛、麻木、运动障碍，足背动脉搏动可，ABI 等检查正常，不考虑骨筋膜室导致的足趾坏疽。

糖尿病足合并急性坏死性筋膜炎也可以出现足部软组织坏死，产生足趾皮肤发黑表现。急性坏死性筋膜炎又称"食肉细菌感染"，由细菌感染入侵皮下组织和筋膜引起微循环栓塞，表现为沿深浅筋膜播散性感染，在累及的血管内由细菌及其代谢物形成血栓，引起相应皮下组织、皮肤和浅深筋膜的坏死，但是肌肉组织不受影响，部分患者可以出现感染性休克。患足往往早期疼痛剧烈，皮肤发红误以为蜂窝组织炎，后期因为神经受累受损出现感觉麻木，皮肤肿胀明显可有血性大疱、瘀斑形成，部分患足皮肤积气时存在捻发感等表现，治疗上也是早期切开引流，手术时可见病灶处脂肪水肿、液化坏死形成血性浆液性渗出物，有恶臭味。该患者没有上述坏死性筋膜炎临床表现，可以排除糖尿病合并足趾坏死性筋膜炎。

3. SPG 的治疗　由于 DIC 存在抗凝 - 凝血机制的异常，疾病进展可以非常迅速，疾病早期应当保障肢体灌注，通过补液扩容纠正低血压，减少或避免血管升压药。治疗包括抑制凝血酶生成如肝素抗凝，补充蛋白 C、抗凝血酶（给予冷冻血浆或特定因素浓缩物），输注重组人可溶性血栓调节蛋白等。此外应尽可能避免早期截肢，因为早期很难区分有活力组织和失活组织，这与骨筋膜室综合征及急性坏死性筋膜炎有很大区别，等待组织修复后坏疽自体离断，这样可以减少组织缺损。

（程庆丰　重庆医科大学附属第一医院）

参考文献

[1]Warkentin TE，Cook RJ，Sarode R，et al.Warfarin-induced venous limb ischemia/gangrene complicating cancer : a novel and clinically distinct syndrome[J].Blood，2015，126：486-493.

[2]Warkentin TE，Elavathil LJ，Hayward CPM，et al.The pathogenesis of venous limb gangrene associated with heparin-induced thrombocytopenia[J].Ann Intern Med，1997，127：804-812.

[3]Molos MA，Hall JC.Symmetrical peripheral gangrene and disseminated intravascular coagulation[J].Arch Dermatol，1985，121：1057-1061.

[4]Ghosh SK，Bandyopadhyay D，Ghosh A.Symmetrical peripheral gangrene : a prospective study of 14 consecutive cases in a tertiary-care hospital in eastern India[J].J Eur Acad Dermatol Venereol，2010，24：214-218.

[5]Robboy SJ，Mihm MC，Colman RW，et al.The skin in disseminated intravascular coagulation : prospective analysis of thirty-six cases[J].Br J Dermatol，1973，88：221-229.

[6]Reinstein L，Govindan S.Extremity amputation : disseminated intravascular coagulation syndrome[J].Arch Phys Med Rehabil，1980，61：97-102.

[7]Levi M，Ten Cate H.Disseminated intravascular coagulation[J].N Engl J Med，1999，341：586-592.

[8]Watanabe T，Imamura T，Nakagaki K，et al.Disseminated intravascular coagulation in

autopsy cases：its incidence and clinicopathologic significance[J].Pathol Res Pract，1979，165：311-322.

[9]Shimamura K，Oka K，Nakazawa M，et al.Distribution patterns of microthrombi in disseminated intravascular coagulation[J].Arch Pathol Lab Med，1983，107：543-547.

[10]Henrion J.Hypoxic hepatitis.Liver Int，2012，32：1039-1052.

[11]Siegal DM，Cook RJ，Warkentin TE.Acute hepatic necrosis and ischemic limb necrosis[J].N Engl J Med，2012，367：879-881.

[12]Warkentin TE.Ischemic limb gangrene with pulses[J].N Engl J Med，2015，373：642-655.

[13]Warkentin TE，Hayward CPM，Boshkov LK，et al.Sera from patients with heparin-induced thrombocytopenia generate platelet-derived microparticles with procoagulant activity：an explanation for the thrombotic complications of heparininduced thrombocytopenia[J].Blood，1994，84：3691-3699.

[14]Geddings JE，Mackman N.Tumorderived tissue factor-positive microparticles and venous thrombosis in cancer patients[J].Blood，2013，122：1873-1880.

[15]Gando S.Microvascular thrombosis and multiple organ dysfunction syndrome[J].Crit Care Med，2010，38：Suppl：S35-S42.

[16]Wiedermann CJ.Clinical review：molecular mechanisms underlying the role of antithrombin in sepsis[J].Crit Care，2006，10：209.

[17]Esmon C.The protein C pathway[J].Chest，2003，124（3 Suppl）：26S-32S.

[18]Catterall WA，Pedersen PL.Adenosine triphosphatase from rat liver mitochondria Ⅱ.Interaction with adenosine diphosphate[J].J Biol Chem，1972，247（24）：7969-7976.

[19]中国医疗保健国际交流促进会糖尿病足病分会.中国糖尿病足诊治指南[J].中华医学杂志，2017，97（4）：251-258.DOI：10.3760/cma.j.issn.0376-2491.2017.04.004.

[20]Schaper NC，et al.Prevention and management of foot problems in diabetes：A Summary Guidance for Daily Practice 2015，based on the IWGDF guidance documents[J].J Diabetes Research and Clinical Practice，Volume 124，84-92.

[21]Warner PM，Kagan RJ，Yakuboff KP，et al.Current management of purpura fulminans：a multicenter study[J].J Burn Care Rehabil，2003，24：119-126.

局限性脓疱型银屑病误诊为糖尿病足伴感染

一、病例介绍

（一）病史

患者女性，68岁，主因"发现血糖升高7年，右足第一趾脓肿2个月"入院。

现病史：患者7年前体检发现血糖升高，饮食控制治疗。逐渐出现口干、多饮不适，开始口服二甲双胍缓释片、格列齐特缓释片治疗，未监测血糖。病程中自感双下肢远端麻木，呈袜套样改变，无肢体畏寒、发凉，无间隙性跛行及静息痛。3个月前右足第一趾边缘与甲下组织分离，自行修剪后感局部疼痛，于当地诊所行拔甲，术中少量出血。2个月前右足第1趾脓肿形成，在当地医院多次行甲下脓肿穿刺，分泌物培养均阴性。先后给予左氧氟沙星、头孢唑林抗感染及降糖等治疗，脓肿无明显消退，局部疼痛无缓解，为进一步诊治来我院。

既往史：无特殊病史。

（二）查体

1. 入院时血压145/83mmHg，余生命体征正常。心肺腹无特殊。

2. 专科查体　双下肢无水肿，双下肢皮肤变薄、干燥、脱屑。右足第一趾趾甲部分缺如，局部红肿，部分新生甲下组织有脓肿形成（病例11图1），压痛明显，无破溃，双下肢远端皮肤感觉减退。

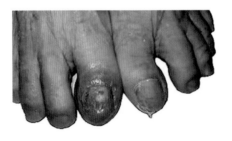

病例11图1　入院时双足

（三）化验

血常规：白细胞总数$4.30×10^9$/L，红细胞计数$4.76×10^{12}$/L，血红蛋白137g/L，

血小板 185×10^9/L，C- 反应蛋白 1.83 mg/L，降钙素原< 0.020ng/ml，血沉 5mm/h，空腹血糖 4.3mmol/L，糖化血红蛋白 6.1%。分泌物涂片、培养及血培养均为阴性。

（四）辅助检查

右足增强磁共振：右足第 1 趾远节趾骨骨髓水肿，周围软组织肿胀。

踝肱指数（右侧）1.14，踝肱指数（左侧）1.14，趾肱指数（左）0.81。血管硬度：右 2065，左 2038。经皮氧分压：右足背经皮氧分压 56mmHg，左足背经皮氧分压 62mmHg，属正常。周围神经病变评估未见明显异常。

（五）初步诊断

右足糖尿病足伴感染（Wagner 2 级），周围神经病变。

二、诊疗经过及随访

1. 诊疗经过　入院予盐酸二甲双胍片 500mg，每天 3 次；磷酸西格列汀片 100mg，每天 1 次降血糖，先后予左氧氟沙星氯化钠注射液 500mg，每日 1 次；阿莫西林克拉维酸钾 1.2g，每 12 小时 1 次静脉滴注抗感染，住院期间行 2 次右足第一趾拔甲术及甲下脓肿切开引流术（病例 11 图 2）。

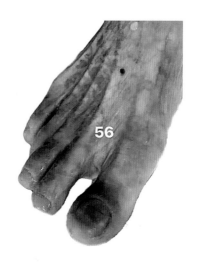

病例 11 图 2　拔甲后

患者长期抗感染治疗效果不佳，反复局部脓肿形成，追问患者拔甲前趾甲有增厚、浑浊、毛糙，边缘残缺不齐，考虑趾甲真菌病，停用抗生素，予伊曲康唑胶囊 100mg，每天 3 次抗真菌治疗，治疗效果欠佳，局部仍有脓肿形成（病例 11 图 3）。

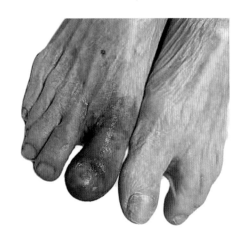

病例 11 图 3　再次出现脓疱

于皮肤科完善皮肤镜检：右足第一趾皮损呈黄色背景，皮损内可见数个脓疱，灶性痂皮（病例 11 图 4）。

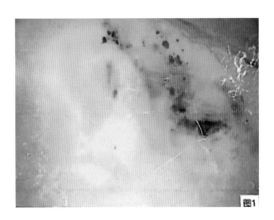

病例 11 图 4　皮肤镜检

注：皮损内可见数个脓疱，灶性痂皮，考虑脓疱病。

考虑局限性脓疱型银屑病，局部予卡泊三醇软膏及卤米松乳膏外涂，复方青黛胶囊 4 粒，口服，每天 3 次。

2. 出院诊断

（1）局限性脓疱型银屑病。

（2）2 型糖尿病。

3. 院外随访　本例患者出院 2 周后皮肤科门诊随访，右足第一足趾脓疱消退不明显，加用阿维 A 胶囊 25mg，口服，每天 1 次。2 个月后随访患者右足第一足趾未再出现脓疱，新生趾甲甲床平整（病例 11 图 5）。

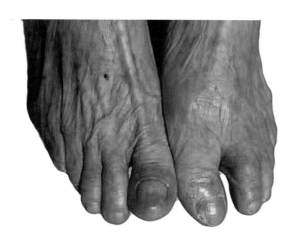

病例 11 图 5　随访期

三、治疗中容易误诊的因素及治疗的体会（或启发）

本例患者有糖尿病基础病史，反复出现右足第一趾脓疱，发病前在当地诊所行拔甲手术，临床上极易误诊为糖尿病足伴感染，治疗上多以抗感染及手术治疗为主，在抗感染治疗不佳时，因患者发病前趾甲有增厚、浑浊、毛糙、边缘残缺不齐，考虑真菌感染，再次予抗真菌治疗，治疗效果仍差。患者前期误诊原因主要是临床医生对认识不足，只考虑平时多发病及常见病，未考虑少见病，未及时行皮肤镜、皮损组织病检等相关检查明确诊断；患者入院时炎性指标不高，多次分泌物培养阴性，临床医生未引起足够重视，在没有病原学依据的情况下仍以抗感染治疗为主。由于治疗效果不好，直到皮肤镜检示右足拇趾皮损呈黄色背景，皮损内可见数个脓疱，灶性痂皮，故考虑诊断为局限性脓疱型银屑病。

本例患者局部予卡泊三醇软膏及卤米松软膏外涂，口服复方青黛胶囊及阿维 A 胶囊，2 个月后右足第一足趾脓疱消退，未再复发，疗效满意。

综上所述，本文报道了 1 例糖尿病合并局限性脓疱型银屑病误诊为糖尿病足伴感染病例，两者临床表现类似，发病前多有创伤或感染，临床工作中极易误诊。因局限性脓疱型银屑病随着疾病进展可能累及其他指（趾）及手、前臂、足，甚至进展成泛发型脓疱型银屑病，及早诊断、治疗可延缓病情进展，在临床工作中需引起重视，减少类似病例误诊、漏诊的发生。

四、误诊疾病的系统介绍

脓疱型银屑病分为泛发性脓疱型银屑病和局限性脓疱型银屑病，主要累及手和足，有连续性肢端皮炎和掌跖脓疱病两种类型，连续性肢端皮炎是从远端指（趾）发病，掌跖脓疱病主要累及手掌和足底。本例患者表现为反复发作的无菌性脓疱，累及右足第一足趾，多次分泌物培养均为阴性，皮肤镜检示右拇趾皮损呈黄色背景，皮损内可见数个脓疱，灶性痂皮，故考虑诊断为连续性肢端皮炎。连续性肢端皮炎是一种罕见形式的局限性脓疱型银屑病，目前病因及发病机制尚不明确，发病前可能有患指（趾）创伤或感染，最初临床表现通常局限于一个或两个指（趾）的远端区域，手指比足趾更常受累，后期各脓疱可发生融合，形成更大的脓液聚集灶，脓疱最终破裂，留下有光泽的红斑和过度角化。随着病情进展，可能进展累及其他指（趾），并且向近端延伸，累及手、前臂或足，甲床和甲母质长期受累可导致甲营养不良和无甲症，也可出现指（趾）远端萎缩和骨溶解，偶尔可进展为泛发性脓疱型银屑病。连续性肢端皮炎通过识别与之相符的临床和组织学表现予以诊断，应进行革兰染色和培养来排除继发于细菌感染的脓疱，还应进行的诊断性检查包括氢氧化钾涂片以排除皮肤假丝酵母菌病和皮肤癣菌病。连续性肢端皮炎病变皮肤的组织学表现与脓疱型银屑病相似，表皮上层可见海绵状脓疱，真皮出现淋巴组织细胞浸润和局灶性水肿，慢性病变区域可能有明显的表皮变薄和真皮乳头严重萎缩。

局限性脓疱型银屑病的一线治疗一般为局部疗法，全身性治疗仅用于局部治疗效果不佳的患者。连续性肢端皮炎这种罕见皮肤病的治疗资料主要来自病例报告，已表明一些局部疗法对连续性肢端皮炎患者有效，例如外用皮质类固醇、他克莫司、卡泊三醇、氧氮芥、氟尿嘧啶、光化学疗法、紫外线光照疗法以及近距离治疗，全身用药可选用维 A 酸类、甲氨蝶呤、环孢素、全身性糖皮质激素、甲氨蝶呤＋丙硫氧嘧啶、英夫利西单抗、阿达木单抗、依那西普、乌司奴单抗、托珠单抗、司库奇尤单抗及阿那白滞素。目前常用超强效外用皮质类固醇作为连续性肢端皮炎的初始治疗，如卤倍他索或氯倍他索，嘱患者每日在患处涂抹 1 ～ 2 次，连用 2 ～ 4 周，最好能够在夜间用药后进行封包，治疗效果较好时可根据耐受情况逐渐减少使用频率，最低可为一周 1 ～ 2 次。另一种方法是外用维生素 D 类似物（如外用骨化三醇或卡泊三醇）联合超强效外用皮质类固醇，嘱患者在患处涂抹外用皮质类固醇后立即使用外用维生素 D 类似物，每日 1 ～ 2 次，连用 2 ～ 4 周。病情充分缓解后，根据耐受情况逐渐减少外用糖皮质激素，并继续使用维生素 D 类似物治疗。外用药物未能带来充分疗效时，可加用全身性治疗，通常使用阿维A作为一线全身性治疗，也可以选择甲氨蝶呤和环孢素，如果使用这些传统全身性治疗未见改善，可改用肿瘤坏死因子α生物抑制剂、抗白介素12/23疗法或抗白介素-17疗法，如阿达木单抗、英夫利西单抗、乌司奴单抗或司库奇尤单抗。

（程庆丰　重庆医科大学附属第一医院）

参考文献

[1]Baron JA.Acrodermatitis of Hallopeau and erosive oral mucositis successfully treated with secukinumab[J].JAAD Case Rep，2017，3（3）：215-218.

[2]Korman AM，Rzepka PV，Sopkovich JA.Acrodermatitis Continua of Hallopeau[J].JAMA Dermatol，2018，154（11）：1346.

[3]Maliyar K，Crowley EL，Rodriguez-Bolanos F，et al.The Use of Biologic Therapy in the Treatment of Acrodermatitis Continua of Hallopeau：A Review[J].J Cutan Med Surg，2019，23（4）：428-435.

[4]Sadlier M.Acrodermatitis continua of Hallopeau and geographic tongue are variants of pustular psoriasis[J].JAAD Case Rep，2018，4（3）：277.

[5]Smith MP，Ly K，Thibodeaux Q，et al.Acrodermatitis continua of Hallopeau：clinical perspectives[J].Psoriasis（Auckl），2019，9：65-72.

[6]Chau T，Parsi KK，Ogawa T，et al.Psoriasis or not？ Review of 51 clinically confirmed cases reveals an expanded histopathologic spectrum of psoriasis[J].J Cutan Pathol，2017，44（12）：1018-1026.

[7]Ranμgha PS，Kumari R，Thappa DM.Acrodermatitis continua of hallopeau evolving into generalised pustular psoriasis[J].Indian J Dermatol，2013，58（2）：161.

[8]Sevrain M，Richard MA，Barnetche T，et al.Treatment for palmoplantar pustular psoriasis：systematic literature review，evidence-based recommendations and expert opinion[J].J Eur Acad Dermatol Venereol，2014，28 Suppl 5：13-16.

[9]Pinard J，Vleμgels RA，Kurtzman DJ，et al.Novel Application of High-Dose-Rate

Brachytherapy for Severe，Recalcitrant Acrodermatitis Continua of Hallopeau[J].JAMA Dermatol，2017，153（4）：331-332.

[10]Su LN，Ren J，Cheng SM，et al.UVA1 vs. narrowband UVB phototherapy in the treatment of palmoplantar pustulosis：a pilot randomized controlled study[J].Lasers Med Sci，2017，32（8）：1819-1823.

[11]《脓疱型银屑病诊疗中国专家共识》编写委员会专家组.脓疱型银屑病诊疗中国专家共识（2022版）[J].中华皮肤科杂志，2022，55（03）：187-195.

[12]Lutz V，Lipsker D.Acitretin- and tumor necrosis factor inhibitor-resistant acrodermatitis continua of hallopeau responsive to the interleukin 1 receptor antagonist anakinra[J].Arch Dermatol，2012，148（3）：297-299.

[13]Dini V，Barbanera S，Romanelli M.Efficacy of adalimumab for the treatment of refractory paediatric acrodermatitis continua of hallopeau[J].Acta Derm Venereol，2013，93（5）：588-589.

[14]Bertelsen T，Kragballe K，Johansen C，et al.Efficacy of ustekinumab in palmoplantar pustulosis and palmoplantar pustular psoriasis[J].Int J Dermatol，2014，53（10）：e464-466.

[15]Di Costanzo L，Napolitano M，Patruno C，et al.Acrodermatitis continua of Hallopeau（ACH）：two cases successfully treated with adalimumab[J].J Dermatolog Treat，2014，25（6）：489-494.

[16]Muggli D，Maul JT，Anzengruber F，et al.Secukinumab for Acrodermatitis Continua of Hallopeau[J].JAMA Dermatol，2017，153（4）：336-337.

[17]Husson B，Barbe C，Hegazy S，et al.Efficacy and safety of TNF blockers and of ustekinumab in palmoplantar pustulosis and in acrodermatitis continua of Hallopeau[J].J Eur Acad Dermatol Venereol，2020，34（10）：2330-2338.

[18]Jayasekera P，Parslew R，Al-Sharqi A.A case of tumour necrosis factor-α inhibitor-and rituximab-induced plantar pustular psoriasis that completely resolved with tocilizumab[J].Br J Dermatol，2014，171（6）：1546-1549.

病例 12

硬化性脂膜炎下肢溃疡误诊为糖尿病下肢溃疡

一、病例特点

（一）病史

患者女性，78 岁，因"烦渴、多饮 7 年，左下肢溃烂 4 个月"入院。

现病史：7 年前诊断为糖尿病，口服二甲双胍治疗，空腹血糖波动在 6.0 ~ 7.0mmol/L。6 年改为诺和灵 30R 早 8U、晚 9U 皮下注射，空腹血糖波动在 5.0 ~ 6.0mmol/L。2 年前出现左下肢红肿、发热，伴瘙痒，我院外科诊断为"蜂窝组织炎"，经治疗好转出院，但左下肢皮肤仍发红并伴轻微肿胀。1 年前因血糖＞7.0mmol/L，自行将诺和灵 30R 加至早 12U—晚 12U，同时加用消渴丸，自诉血糖控制可，未出现心慌、出汗等不适。近几月出现视力下降、指端麻木，夜尿增多。4 个月前，因左下肢碰伤至左下肢下 1/3 内侧溃烂、流液。行双下肢动脉彩超无异常。诊断为"糖尿病下肢溃疡"，予以"青霉素"等消炎治疗，溃疡处结痂。一周前因洗澡时结痂脱落，溃烂不愈收治入院。

既往史：无特殊病史。

（二）查体

1. 全身检查 生命体征正常，心、肺、腹无特殊。

2. 专科查体 左小腿胫前下 1/2 可见 10cm×20cm 棕褐色斑块，局部呈条索状，表面粗糙，伴色素沉着，内侧可见直径约 2.5cm 的类圆形溃疡，边缘不齐，基底微红，少许黄色渗出物，周围水肿（病例 12 图 1），无触痛，双下肢凹陷性水肿，双侧足背动脉搏动好。

（三）化验

三大常规、肝、肾均无异常。随机指血糖 8.6mmol/L。

（四）辅助检查

下肢深静脉血管彩超：无静脉血栓以及瓣膜反流。

（五）初步诊断

2 型糖尿病合并视网膜病变，周围神经病变，下肢溃疡（左）。

二、治疗经过及随访

患者由于合并糖尿病，溃疡处无疼痛感，加上忽视了溃疡周围红斑，最初误诊为糖尿病下肢溃疡。予以活血化瘀，改善循环等处理，溃疡愈合情况不明显。仔细分析该病人情况：患者溃疡位于左下肢下1/2，溃疡周围皮肤呈褐色伴肿硬，皮肤不是单纯的皮肤发红或是发黑。请皮肤科会诊后，符合硬化性脂膜炎（sclerosing panniculitis）晚期的临床表现。本应取病理检查确诊，有学者认为应避免取活检，因为活检后伤口愈合较差，甚至可能出现慢性溃疡。告知家属活检的利弊后患者家属放弃取活检。

治疗调整为口服西洛他唑、七叶皂苷，促进血液循环；局部溃疡每日换药，清除脓性分泌物，周围涂莫匹罗星，银离子敷贴溃疡处，防治溃疡处感染；贝复济喷溃疡处，促进溃疡处成纤维细胞生长。四周后溃疡逐渐变浅，隔日溃疡处换药，清除黄色肉芽组织，贝复济继续喷溃疡处，加用无菌纱布填塞溃疡处，8周后患者溃疡（病例12图2）。患者溃疡痊愈出院。

出院诊断：① 2 型糖尿病合并视网膜病变，周围神经病变；②左下肢硬化性脂膜炎。

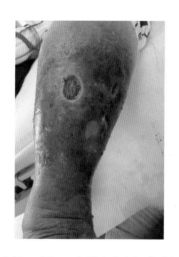 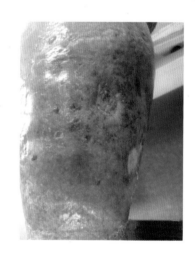

病例 12 图 1　小腿溃疡（入院时）　　病例 12 图 2　小腿溃疡基本愈合（入院 8 周后）

三、治疗中容易误诊的因素及治疗的体会

硬化性脂膜炎是临床少见病，但也有其临床特点，多发生于小腿内侧，棕褐色斑块，并有结节感，多伴有疼痛，特别是发生在非糖尿病性溃疡常见部位的溃疡更需与其他疾病相鉴别。故要求内分泌科医师一定要加强对皮肤病的认识，以便及时做出正确的临床诊断。

患者反复入院治疗两年，前后分别诊断为"蜂窝组织炎、糖尿病下肢溃疡"，经久不愈，左下肢大片棕褐色红斑长期存在，均未认真分析原因，专科医生容易思维局限，只注意到专科情况，不能对疾病进行全方位考虑，造成长期误诊，教训是深刻的，希望加深对硬化性脂膜炎的认识，减少误诊率，这是笔者写此文章的目的。

四、误诊疾病的系统介绍

硬化性脂膜炎 1955 年由 Huriez 首先报道，1991 年由 Jorizzo 等正式命名，又称硬皮病样皮下组织炎、脂肪皮肤硬化症。硬化性脂膜炎是一种皮下脂肪的炎症性疾病，由于局部缺血导致皮下脂肪小叶坏死，继发间隔纤维化，临床上主要表现为下肢皮肤结节。本病早期表现近似于血管炎，中期为淤积性皮炎外观和条索状浸润的结节，后期发展融合为大片硬斑、溃疡。本病病因不明，好发于中年后女性的小腿部位。临床为持续性硬斑块及淤积性皮炎外观，常伴有小腿静脉功能不全和小腿溃疡，病程较长。大部分脂膜炎具有病变主要在小腿屈侧的中部，病变从踝部逐渐发展为硬化性脂膜炎的特征。病理特征为皮下脂肪层的脂肪小叶内见组织细胞和泡沫样细胞，微囊肿形成，脂肪间隔纤维组织增生，胶原增粗硬化。本病治疗较困难，主要改善局部血液循环。

本文总结了硬化性脂膜炎与糖尿病性下肢皮肤溃疡的区别：①硬化性脂膜炎性溃疡主要在小腿屈侧的中部，病变从踝部逐渐发展为硬化性脂膜炎的特征；而后者常发生于足部；②溃疡周围皮肤颜色不同，前者呈棕褐色硬斑、结节感，而后者溃疡周围皮肤常为红色或黑色；③前者溃疡疼痛明显，而后者往往由于合并糖尿病周围神经病变而疼痛感可能不显著。

（程庆丰　重庆医科大学附属第一医院）

参考文献

[1]Jorizzo JL，White WL，Zanolli MD，et al. Sclerosing panniculitis：a clinicopathologic assessment [J].Arch Dermatol，1991，127（4）：554-558.

[2] 刘辉. 硬化性脂膜炎 1 例 [J]. 临床皮肤科杂志，2012，41（1）：40-41.

[3] 王欢，等. 硬化性脂膜炎 2 例 [J]. 中华皮肤科杂志，2011，09（44）：676.

[4]Richard B. Andrews'Diseases of the Skin Clinical Dermatology[M]. 英文影印版. 第9版. 北京：科学出版社，2001：618-619.

病例 **13**

免疫性溃疡——坏疽性脓皮病

一、病例介绍

（一）病史

患者女性，63岁，主因"右小腿外侧溃烂45天，内侧溃烂20天"入院。

现病史：患者于45天前无明显诱因出现右小腿外侧皮肤溃烂，伴明显疼痛。当地医院给予"换药、抗感染"等治疗，效果欠佳。20天前出现右小腿内侧磕碰后皮下淤血后皮肤逐渐溃烂，疼痛明显，能行走。外院住院，诊断为"右小腿皮肤感染"，行"小腿皮肤溃疡清创术及两次负压引流术"术后给予抗感染治疗（具体方案不详）。于2022年8月28日来我院就诊，拟"糖尿病性下肢溃疡？"收治入院。

既往史：既往有糖尿病、高血压病史。

（二）查体

1. 全身检查　血压146/94mmHg，余生命体征正常，心肺腹无异常。双下肢无明显肿胀。

2. 专科查体　右小腿外侧约有5cm×4.7cm×0.3cm创面，深达肌肉层，未探及骨，基底25%黄色组织，75%红色组织，渗出少量，创缘周围可见部分黑色坏死组织，周围皮肤呈紫红色，皮温稍高，疼痛明显（病例13图1）。

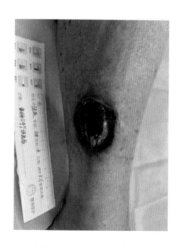

病例13图1　小腿内侧

右小腿内侧约有 4.6cm×4.2cm×0.3cm 创面，深达肌肉层，未探及骨，基底 50% 黄色组织，50% 红色组织，渗出少量。创缘周围可见部分黑色坏死组织，周围皮肤呈紫红色，皮温稍高，疼痛明显（病例 13 图 2）。

疼痛程度：7 分。日渐痛苦面容，夜间无法正常入睡，触碰时疼痛加重。

双下肢远端循环可，均可扪及腘动脉搏动、胫后动脉搏动、足背动脉搏动，感觉及运动无异常。

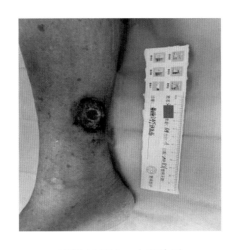

病例 13 图 2　小腿外侧

（三）化验

1. 糖化血红蛋白 7.6%，空腹血糖 8.0mmol/L。

2. 血常规　白细胞 $10.22×10^9$/L，中性粒细胞 $8.88×10^9$/L，血红蛋白 114g/L，余正常。

3. 血沉 50mm/h，B 型钠尿肽 839.4pmol/L，纤维蛋白原 5.01g/L。

4. 生化指标　总蛋白 59.3g/L，白蛋白 37.2g/L，血钾 3.04mmol/L，尿素氮 12.13mmol/L，尿酸 517.5μmol/L，余正常。

5. 免疫指标　类风湿因子 19.8U/ml↑，抗核酸抗体 1∶100↑。

6. 尿常规　糖 4+。

7. 分泌物培养　两次分泌物培养均为无细菌生长。

8. 皮肤组织病理　表皮小部分变性坏死，真皮浅中层细血管周围小片状较致密淋巴细胞浸润伴稍多中性粒细胞，可见较多红细胞漏出及含铁血黄素沉积，部分管壁模糊，内皮细胞肿胀（病例 13 图 3）。

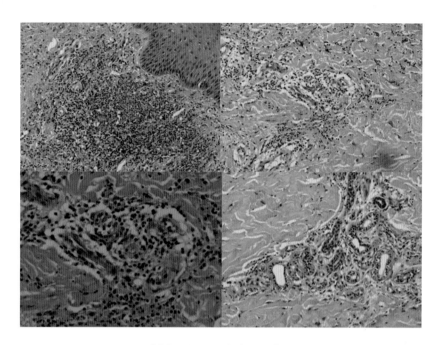

病例 13 图 3　皮肤组织病理

（四）辅助检查

1. 多普勒超声提示　双下肢血管超声检查：双侧股总动脉、股浅动脉、胫前动脉、胫后动脉管壁内膜粗糙，右侧股总动脉内混合回声斑块，双侧足背动脉均可扪及。

2. ABI（右侧）0.8，TBI（右侧）0.7。

（五）初步诊断

1. 2 型糖尿病合并右下肢溃疡。

2. 高血压病 1 级。

二、诊疗经过及随访

1. 抗感染、清创、创面局部换药、血糖及血压控制治疗。但患者创面未见好转，呈进行性扩大、坏死组织增多，创面疼痛加剧，疼痛评分：8 分，分泌物培养：无细菌生长。

2. 根据 Delphi 国际专家共识（详见第四部分），本患者溃疡边缘活检显示中性粒细胞浸润，同时排除感染，迅速形成溃疡的丘疹、脓疱或水疱的病史，溃疡部位存在周围发红、潜行性边缘和压痛，多发性溃疡。最后修正诊断为：①坏疽性脓皮病（PG）（溃疡型）；②高血压；③糖尿病。

3. 停用抗生素，先静脉应用中等剂量甲泼尼龙 1.5 ~ 2.0mg/（kg·d），1 ~ 2 周后调整为口服 0.5 ~ 1.0mg/（kg·d）；同时局部换药。经过激素治疗，患者疼痛较前减轻，疼痛评分：2 分，创面较前变小，基底 100 为红色组织，渗出少量，无异味，创缘周围未见红肿。当无新发皮疹且原有溃疡缩小基底变浅、分泌物减少，激素平均每 2 周减量 10mg/d，至 30mg 以下时减量速度更慢。

4. 于 9 月 28 日行皮肤移植术，术后植皮区创面生长良好，未诉疼痛。转天出院。

5. 后续随访患者创面完好，未复发。

三、治疗中容易误诊的因素及治疗的体会

坏疽性脓皮病（Pyoderma gangrenosum，PG）是一种罕见的嗜中性皮肤病，与免疫系统密切相关，其发病机制目前并不明确。PG 的临床表现及组织病理学变化缺乏特异性，导致其临床诊断周期较长甚至可能被误诊，容易因此延误治疗或促使溃疡创面恶化。目前该病的诊断仍十分困难，给创面修复医师带来了极大的挑战；临床中 PG 容易被误诊为难愈合性溃疡而用清创术进行治疗，而激进型给予清创术会导致病变的扩散恶化；PG 诊断非常困难，特别是在早期。基本靠排除法。对于常规治疗效果不好，本身有免疫性疾病，病理检查提示中性粒细胞浸润的创面要考虑。

激素治疗效果好。

PG 的发病不受年龄限制，患病人群以成年人为主。PG 的诊断和治疗给临床医师带来严峻挑战，往往需要风湿免疫科、烧伤整形外科、皮肤科等多学科医师协同进行。

长时间找不到病因的创面，可考虑激素诊断性治疗。

四、误诊疾病的系统介绍

（一）流行病学

坏疽性脓皮病（PG）是一种慢性炎症性非感染性皮肤病，临床上较少见，其发病率为 3/1000 000 ~ 1/100 000，欧美国家年发病率为 $0.3/10^5$ ~ $1/10^5$。据英国一项大规模人口学回顾性队列研究发现，PG 的年发病率为 $0.63/10^5$（95% CI 0.57 ~ 0.71），且 PG 的发病率随年龄增长而升高，在 20 ~ 70 岁发病率最高，女性患者占 59%。最新研究表明 PG 在 7 5 ~ 8 0 岁以及更高的年龄段有高发现象，PG 在儿童和青少年中很少见，只有 4 % 的 PG 病例发生在儿童人群中，且女性比男性发病率高，男女发病比例为 1：3。PG 通常与炎症性肠病、慢性盆腔炎、类风湿关节炎、恶性血液病、恶性肿瘤、糖尿病和高血压以及单克隆丙种球蛋白病等相关，有上述疾病的 PG 患者占 PG 患者的 50% 以上。

（二）PG 病理生理机制

PG 属于由中性粒细胞介导的皮肤病，其发病机制复杂，目前已知的相关机制主要涉及中性粒细胞功能障碍、自身炎症反应、适应性免疫和遗传易感性等有关。

1. 中性粒细胞功能障碍　活检示 PG 溃疡创周的真皮内存在大量的成熟中性粒细胞，这些中性粒细胞形态正常，但细胞的功能异常。

2. 自身炎症反应　PG 的发生往往合并系统性的自身炎症性疾病，如炎症性肠病、类风湿性关节炎和强直性脊柱炎等。此外 PG 也作为自身炎症综合征的一部分出现，如 PAPA 综合征和 PASH 综合征。

3. 适应性免疫　调节性 T 细胞和 Th17 比例失调；细胞趋化因子配体 9 和其他部分细胞因子的相关基因过度表达。

4. 遗传易感性　小鼠的 PG 模型观察到蛋白酪氨酸磷酸酶非受体型 6 基因的缺失或功能性受损与 PG 的发生密切相关。

（三）实验室检查

PG 不具有诊断价值的实验室检查方法，但患者一般均有外周血中性粒细胞增多和血沉增快。胞质型抗中性粒细胞胞质抗体（c-ANCA）可呈阳性。除此之外，还应做血生化、蛋白电泳、胸部 X 线透视、结肠镜、血抗磷脂抗体、血冷球蛋白、动脉和静脉功能检查以及溃疡分泌物的微生物培养等，以确定有无 PG 合并的疾病及排除与 PG 相似的疾病。

（四）组织病理学改变

PG 的皮损组织病理学改变为非特异性。行组织病理检查的目的是排除其他原因引起的溃疡（如感染、血管炎和恶性疾病）。取坏死性溃疡边缘的皮损可见以中性粒细胞为主的混合性炎性细胞浸润，也可有真皮或脂膜内血管的坏死。直接免疫荧光检查显示，约 55% 的患者真皮血管内有 IgM、C3 和纤维蛋白沉积，偶见 IgG 和 IgA 沉积。这些检查对 PG 既不敏感也不特异，通常是为了排除免疫性大疱病、红斑狼疮或血管炎等可能引起的皮肤溃疡。如条件允许也应做特殊染色（如革兰染色、环六亚甲基胺染色等），以观察有无病原体存在。

（五）PG 的共用临床特点

为蚊虫叮咬、小外伤或红疹、水疱为起病。其特征表现为单发或多发性皮肤溃疡，伴有强烈痛感。50% ~ 70% 的 PG 患者合并有自身免疫系统疾病，如炎症性肠病、血液疾病或恶性肿瘤等系列疾病，以炎症性肠病最多见。

PG 创面具有显著疼痛的坏死溶解性皮肤溃疡。

PG 创面有易变形和易扩展特征。

PG 常合并自身免疫系统疾病，容易继发顽固性感染。

（六）临床分型及特点

1. 溃疡型 PG　疼痛明显的小红斑、紫色丘疹或脓疱，继而迅速演变为紫色溃疡或坏死斑块，底部覆盖白色碎屑、坏死组织、脓性物质或肉芽组织，边缘呈潜掘状破坏或周围凸起，呈现典型的蓝紫色伴周围红斑。溃疡型 PG 可发生于全身各处，以四肢多见。

2. 大疱型 PG　病变表现为充满液体的水疱，好发于面部和四肢，尤以手背最为常见，其中 70% 的患者并发血液系统恶性肿瘤。

3. 脓疱型 PG　常表现为以红斑为背景的疼痛性脓疱，往往面积不大，可发生在溃疡型 PG 之前，与炎症性肠病（inflammatory bowel disease，IBD）关系密切，好发于四肢伸肌处的皮肤表面。

4. 增值型 PG　通常以局部增生的表浅肉芽肿性改变为主，疼痛较溃疡型 PG 轻，预后较好。增殖型 PG 多不合并系统性疾病，报道显示仅有 18% 的增殖型 PG 患者合并有系统性疾病。

5. 造口周围型 PG　最常见于 IBD 患者造口术后，临床特征包括疼痛和快速进展的皮肤溃疡，溃疡创面外观呈紫红色边缘的圆形或弓形。

（七）诊断标准

由于缺乏权威的诊断标准，PG 的诊断常常依靠排除性诊断；PG 溃疡边缘活体组织检查在的诊断中具有重要的参考价值。

1. PARACELSUS 评分系统诊断工具（病例 13 表 1）

病例 13 表 1　PARACELSUS 评分系统诊断工具

主要标准	
快速进展中的疾病（定义为在不到 6 周内发展为临床明显的溃疡）	
评估无相关鉴别诊断	
紫罗兰色伤口边缘	满足一项为 3 分，多项累加得分
次要标准：	
免疫抑制剂治疗后症状改善或缓解	
伤口溃疡形态不规则	
视觉模拟评分极度疼痛 VAS ＞ 4/10	

续表

病灶位于创伤部位	满足一项为 2 分，多项累加得分
附加标准：	
组织病理学中表现为化脓性炎症	
伤口边缘破溃	满足一项为 1 分，多项累加得分

PARACELSUS 评分原则为：3 个主要标准（满足一个标准为 3 分，最高 9 分）、4 个次要标准（满足一个次要标准为 2 分，最高 8 分）和 3 个附加标准（满足一个附加标准为 1 分，最高 3 分），得分为所有分数相加。PARACELSUS 评分 ≥ 10 分表示很有可能发生 PG，而 < 10 分表示不太可能发生 PG。PARACELSUS 评分系统是一种新颖、简便、有效、实用的诊断工具，可以系统性地诊断 PG，大大地提高了 PG 的临床诊断效率，同时有利于临床上收集和规范 PG 患者的临床试验和研究。

2．2018 年 Delphi 国际专家共识制定的溃疡型 PG 新诊断标准

（1）主要标准：溃疡边缘活检显示中性粒细胞浸润。

（2）次要标准：①排除感染；②病态反应性；③炎症性肠病或炎性关节炎的个人史；④迅速形成溃疡的丘疹、脓疱或水疱的病史；⑤溃疡部位存在周围发红、潜行性边缘和压痛；⑥多发性溃疡（至少有 1 个发生在小腿前侧）；⑦愈合的溃疡部位形成筛状或"皱纸样"瘢痕；⑧开始使用免疫抑制药物的 1 个月内溃疡变小。

（3）诊断：PG 需要至少满足主要标准和 4 个次要标准。

（八）PG 鉴别诊断

1．血管闭塞或淤积　抗磷脂抗体综合征、青斑样血管炎、静脉淤积性溃疡、Klippel-Trenauney-Weber 综合征、小血管闭塞性动脉病、Ⅰ型冷球蛋白血症。

2．血管炎　Wegener 肉芽肿病、结节性多动脉炎、混合型冷球蛋白血症性血管炎、白细胞碎裂性血管炎、大动脉炎。

3．恶性疾病的皮肤受累　血管中心性 T 细胞淋巴瘤、退行性发育的大细胞性 T 细胞淋巴瘤、大疱性蕈样肉芽肿、皮肤白血病、朗格汉斯细胞性组织细胞增生症。

4．原发性皮肤感染　孢子丝菌病、曲菌病、隐球菌病、Ⅱ型单纯疱疹、皮肤结核病、皮肤阿米巴病、接合菌病、马尔尼菲青霉菌病。

5．药物诱发性和外因性溃疡　羟基脲诱发的溃疡、湿疹、接触性女阴炎、药源性狼疮、棕色孤寂蜘蛛叮咬、滥用注射药物伴继发感染。

6．其他炎症性疾病　皮肤 Crohn 病、溃疡类脂质渐进性坏死。

（九）治疗

1. 系统治疗

（1）糖皮质激素：PG的一线用药，可快速控制炎症反应及疾病进展，糖皮质激素系统应用（常规量或冲击剂量）、外用、皮损内注射是本病最主要的治疗方法，如患者对此治疗无反应，应考虑其诊断是否正确。

（2）抗菌药物：抗菌药物包括慧得宝氧化电位水创面液体敷料（外用）、氯法齐明（氯苯吩嗪）、氨苯砜、利福平、四环素、米诺环素、美洛西林、碘化钾、磺胺吡啶。

（3）免疫抑制剂：可单独或联合糖皮质激素使用，联合疗法可增加疗效减少激素不良反应，免疫抑制剂包括5-氨基水杨酸（外用）、硫唑嘌呤、苯丁酸氮芥、环磷酰胺、环孢素、甲氨蝶呤、麦考酚酯（1～2g qd）、雷公藤、氮芥（外用）、他克莫司（系统应用、外用）。

（4）免疫调节剂：疫调节剂包括静脉注射用人免疫球蛋白0.4g/（kg·d）连续静脉滴注5d，或1.0g/（kg·d）连续静脉滴注 2d为1个疗程，两种剂量均为每月用1个疗程；英利昔单抗5～10mg/（kg·d）静脉滴注，每2周1次；此外还可应用 α—干扰素、血浆置换、沙利度胺。

（5）其他治疗：药物包括秋水仙碱、烟碱（外用）、色甘酸二钠（外用），还可给予高压氧等。疼痛减轻和消失以及红斑消退（尤其是前者）是 评价治疗PG疗效的主要指标. 如治疗有效则在开始治疗后24h。72h内疼痛迅速减轻，溃疡有所改善（如溃疡停止扩大，变软或红斑减轻）。

2. 局部治疗

（1）首选刺激小，可维持湿润创面环境的创面敷料：如慧得宝氧化电位水创面液体敷料、慧得康脂质水胶体敷料等。

（2）外用或局部注射药物：外用激素及他克莫司具有抗炎、抑制免疫作用；针对进展期溃疡边缘，可行糖皮质激素封闭治疗，可有效防止PG皮损面积进一步扩大。

（3）外科手术：PG溃疡急性期不宜过度清创，待激素治疗后皮损稳定、创面缩小可行清创或植皮修复创面。

（4）NPWT及高压氧疗法（HBO）：具有刺激血管生成、减少渗出、减轻局部炎症反应及促进溃疡创面愈合的作用。

（范学才　温州老年病医院）

（夏玉萍　自贡市第四人民医院）

参考文献

[1] 杨岚，杨青文，付妍婕.坏疽性脓皮病发病机制与诊断的研究进展 [J].中华烧伤与创面修复杂志，2022，38（6）：569-573.

[2] 黎晓丽，林乃余，唐旭华，等.坏疽性脓皮病发病机制的研究进展 [J].皮肤性病诊疗学杂志，2022，29（2）：178-181.

[3]Burian EA，Karlsmark T，Fogh K，et al.Pyoderma gangrenosum[J].Mgeskr Laeger，2021，183（24）：V12200949.

[4] 李杨，王园园，邢可，等.坏疽性脓皮病的治疗现状及最新进展 [J].中华烧伤与创面修复杂志，2022，8（6）：574-579.

[5]Larsen CG，Thyssen JP.Pustular penile pyoderma gangrenosum successfully treated with topical tacrolimus ointment[J].Acta Derm Venereol，2012，92（1）：104-105.

[6]Kozono K，Nakahara T，Kikuchi S，et al.Pyoderma gangrenosum with increased levels of serum cytokines[J].J Dermatol，2015，42（12）：1186-1188.

[7] 夏金玉，彭世光，曹梅，等.坏疽性脓皮病一例 [J].实用皮肤病学杂志，2015（4）：306-307.

[8] 吴超，晋红.坏疽性脓皮病的临床特点 [J].中华临床免疫和变态反应杂志，2019，13（3）：209-213.

[9] 谭谦，徐晔.慢性创面治疗的理论和策略 [J].中华烧伤杂志，2020，36（9）：798-802.

[10] 李杨，王园园，邢可，等.坏疽性脓皮病的治疗现状及最新进展 [J].中华烧伤与创面修复杂志，2022，38（6）：574-579.

[11]Krishnaswamy VR，Mintz D，Sagi I.Matrix metalloproteinases：The sculptors of chronic cutaneous wounds[J].Biochim Biophys Acta Mol Cell Res，2017，1864（11 Pt B）：2220-2227.

[12]Tan Q，Xu Y.Theories and strategies of chronic wound treatment[J].中华烧伤杂志，2020，36（9）：798-802.

[13] 徐元玲，沈云.坏疽性脓皮病临床识别和创面护理的研究现状 [J].中国实用护理杂志，2018，34（7）：552-555.

羟基脲导致踝部难愈性创面

一、病例介绍

（一）病史

患者男性，76 岁，因"发现血糖升高 7 年，双侧踝部溃疡 1 个月余"入院。

现病史：患者 7 年前体检发现血糖升高，空腹 8.7mmol/L，餐后 2 小时 15.7mmol/L，糖化血红蛋白 8.4%，诊断为 2 型糖尿病，予口服二甲双胍 500mg 2 次 / 日，格列美脲 2mg 1 次 / 日，血糖控制平稳。1 个月余前无明显诱因双侧踝部外侧皮肤破损，后化脓溃烂，疼痛明显，伴双足水肿、皮温升高，当地医院予头孢拉定、美洛西林无效，予局部清创，创面进行性扩大加深，4 年前患有骨髓纤维化，用干扰素、伊马替尼（格列卫）等后出现发热、全身水肿等反应，改予羟基脲片 1 片 2 次 / 日控制病情。

既往史：无特殊病史。

（二）查体

1. 全身检查　生命体征正常，疼痛评分 5 ~ 6 分。全身浅表淋巴结未及肿大。胸骨压痛阴性，肝肋下 5cm，脾肋下 15cm，质硬，表面光滑，边缘钝，无压痛，双足水肿。

2. 专科查体　左侧外踝部创面 5cm×6cm（病例 14 图 1），右侧外踝部创面 2cm×2cm（病例 14 图 2），未累及踝关节关节囊，无骨质破坏，无明显异味，表面 100% 黄色脓苔覆盖，质地较硬，触痛明显。10 克尼龙单丝，128Hz 音叉，踝反射、温度觉等周围神经查体无明显异常，足背及胫后动脉搏动可及。

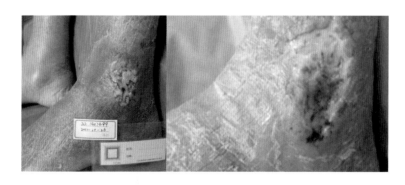

病例 14 图 1　左足

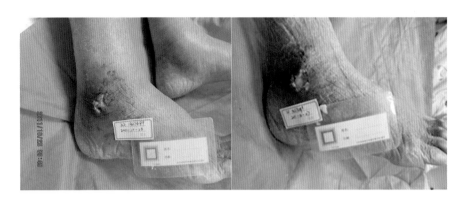

病例 14 图 2　右足

（三）化验

1．糖化血红蛋白 6.9%。

2．血常规　白细胞 24.6×10^9/L，血红蛋白 8.7g/dl，血小板 238×10^9/L。

3．骨髓活检：骨髓组织，镜示髓腔内见纤维组织成片增生，粒系和红系造血细胞极少见，局部见数个巨核细胞。网染 +++。

4．感染指标　C- 反应蛋白 15mg/L，降钙素原 0.02ng/ml，血沉 25mm/h。细菌结果：普通变形杆菌。

5．肝肾功能、凝血功能无异常。

6．尿常规及 24 小时尿或者 A 肌酐 正常。

（四）检查

1．足部 X 线　皮肤及软组织缺损，足部水肿。

2．ABI　左 1.02，右 1.05。

3．感觉阈值左右均 < 5V。

（五）初步诊断

羟基脲溃疡（双足）。

二、诊疗经过及随访

入院后 6 天停羟基脲，双足创面每日蚕食清创后敷料覆盖。入院后 12 天开始重组人干扰素 α-2b 注射液（甘乐能）90 万 U/d 治疗，次日增至 150 万 U/d，入院 3 周时增至 300 万 U/d；芬太尼及塞来昔布止痛。入院后 17 天彻底清创＋封闭负压治疗（病例 14 图 3，负压治疗后），入院后 30 天改甘乐能 300 万 U qod。7 周后出院（病例 14 图 4）。

　　出院后每周 2 次门诊换药，创面逐步愈合。后期随访，至今未有复发再发（病例14 图 5 ）。

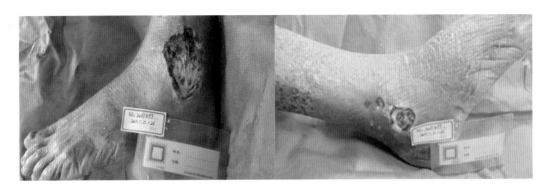

病例 14 图 3　负压治疗后

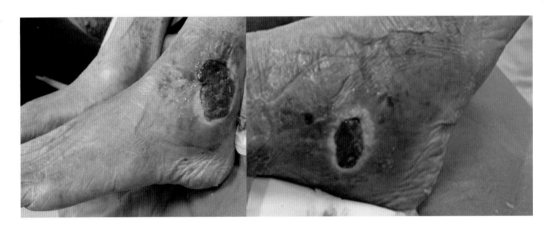

病例 14 图 4　出院时

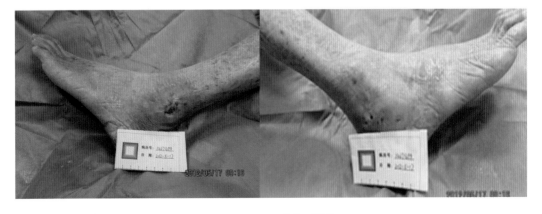

病例 14 图 5　半年后随访

三、治疗中容易误诊的因素及治疗的体会

对于长期高剂量羟基脲使用的患者需常规细致患者教育：如注意踝部保护，袜、鞋的选择和检查。避免局部损伤；关注血管基础疾病如糖尿病、下肢血管疾病（动脉栓塞、静脉曲张）、广泛动脉血管病变；如出现溃疡，应及时停羟基脲，更改其他药物；关注早期患者的腿部皮疹。

四、误诊疾病的系统介绍

（一）羟基脲的历史

1869 年由 Dresler 和 Stein 由羟胺、盐酸和氰化钾合成，20 世纪 60 年代用于临床。羟基脲通过清除酪氨酰自由基来抑制核苷酸还原酶，从而阻碍脱氧核糖核苷酸的合成，主要是阻止胞苷酸转变为脱氧胞苷酸，从而抑制 DNA 的合成。能选择性地作用于 S 期细胞。口服 1 小时血药浓度达峰值，半衰期 2.0 ~ 4.5 小时。能透过红细胞膜和血脑屏障。主要由肾排泄对射线耐受的 S 期细胞致命的，使细胞集中在 G_1 期和 DNA 合成前期，对射线敏感，抑制射线造成的 DNA 合成修复，常作为放疗同步化药物。

（二）羟基脲的适应证

骨髓增殖性肿瘤（主要是 PV 和 ET）；镰刀型细胞贫血症（能够减少发作时患者的疼痛，1995 FDA）；艾滋病（用于在抗反转录病毒疗法辅助治疗）；银屑病的二线治疗（能够减缓皮肤细胞的快速分裂）；肥大细胞增多症；慢性粒细胞白血病（基本上被伊马替尼所代替，因高性价比使用）；头颈癌（单独给药或与放疗合用）；黑色素瘤；卵巢癌。

（三）羟基脲的不良事件

1. 心血管　水肿，过敏性血管炎。

2. 中枢神经系统　寒战、定向障碍、头晕、嗜睡、幻觉、头痛、不适、周围神经病变、癫痫。

3. 内分泌和代谢　高尿酸。

4. 消化系统　急性黏膜与皮肤的毒性、腹泻、胃部不适、恶心、口腔黏膜溃疡、厌食、便秘、胰腺炎、口腔炎、呕吐、肝衰竭（感染艾滋病毒的患者）、肝毒性、增加肝酶。

5. 泌尿生殖器系统　排尿困难；增加血液尿素氮、血清肌酐增加，肾小管疾病。

6. 肌肉和骨骼　脂膜炎。

7. 婴儿和儿童呼吸系统　哮喘、呼吸困难、肺纤维化。

8. 血液和肿瘤　白血病（4%，继发，长期使用），骨髓抑制（中性粒细胞减少，血小板减少症），巨红细胞症，网织红细胞缺乏。

9. 皮肤　湿疹（13%），腿部溃疡（7%），皮肤溃疡（3%），指甲变色（2%），脱发，色素沉着，指甲萎缩，脱皮，红斑，面部红斑，皮肤坏疽，斑丘疹，皮肤萎缩，皮肤癌（<1%。限于重要或危及生命），光化性角化病，基底细胞癌，恶性肿瘤，黏膜病变，鳞状细胞癌。

羟基脲引发溃疡常见于踝部，创面由浅及深，伴疼痛，可伴局部出血；溃破前有皮疹，部分病例有局部诱因；往往见于长期高剂量使用羟基脲患者（>1g/d，>1年）；即使常规细致的伤口护理往往也难愈合，且易复发。目前缺乏有效的局部处理和系统治疗方法；外科手术困难，植皮或皮瓣等修复失败率高，治疗首先需要停用羟基脲。可能的致病机制：微循环的破坏；白血病细胞的血管炎，血小板功能异常导致的微血栓；表皮基底膜的毒性累积；DNA合成障碍，影响上皮细胞增生修复；伴有反复局部外力，创伤。

（李　霖　浙江大学邵逸夫医院）

参考文献

[1]Francis S，Bareford D，Baggott C，et al.Prognostic implications of leg ulcers from hydroxycarbamide therapy in patients with essential thrombocythaemia[J].Leuk Res，2012，36（4）：488-490.

[2]Fioramonti P，Fino P，Parisi P，et al.A case of hydroxyurea-induced leg ulcer after definitive treatment suspension in a patient affected by thrombocythemia：effectiveness of a new collagenase[J].In Vivo，2012，26（6）：1053-6. PMID：23160693.

[3]Hernández-Boluda JC，Alvarez-Larrán A，Gómez M，et al.Clinical evaluation of the European LeukaemiaNet criteria for clinicohaematological response and resistance/intolerance to hydroxycarbamide in essential thrombocythaemia[J].Br J Haematol，2011，152（1）：81-88.

糖尿病伴传染性湿疹样皮炎

一、病例介绍

（一）病史

患者女性，78岁，主因"血糖升高12年，右足红肿、皮疹4个月"入院。

现病史：糖尿病病史12$^+$年，6年前予以胰岛素＋二甲双胍降糖，未正规监测血糖。近1年，患者空腹血糖波动在8～10mmol/L，在入院前4$^+$个月，患者无明显诱因出现右足背红肿、散在少许鱼卵大小的皮疹，在当地一家市立医院抗感染（具体不详）治疗后好转。3$^+$个月前在该院做右足平片提示：左足第一趾骨感染，骨髓炎可能。1个多月前上述皮疹再次出现，再次到该医院抗感染治疗后，皮疹好转。半月前患者出现躯干部、双下肢皮肤明显瘙痒，患者无发热、疼痛等其他症状，皮疹逐渐蔓延至整个右足背部，并出现水疱及皮肤破溃，遂来院治疗。

既往史：既往有高血压病史。

（二）查体

1. 生命体征　正常，心肺腹无异常。

2. 胸腹部　散在圆形丘疹，右侧足背红色丘疹，伴瘙痒，经搔抓、酒精及碘伏外擦消毒、热盐水烫洗后，红肿及瘙痒加重，表面出现渗出、皮肤破溃、红肿，右足、右胫前与足背连接处少许鱼卵样丘疹（病例15图1）。

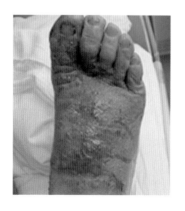

病例15图1　入院时

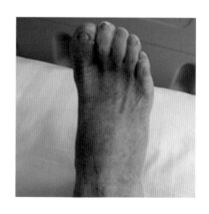

病例15图2　出院时

（三）化验

血常规：白细胞 7.1×10^9/L，N 62.6%，L 23.8%，创面渗出液培养凝固酶阴性葡萄球菌。

（四）辅助检查

入院后第9天右足平片：右足拇趾远节趾骨骨质破坏，边缘模糊，拇趾周围软组织肿胀影，提示骨髓炎可能。

（五）初步诊断

2型糖尿病，糖尿病足伴感染性湿疹样皮炎。

二、诊治经过

入院后予以优泌林25、二甲双胍降糖，空腹血糖波动在 5.0 ~ 7.0mmol/L，予以哌拉西林/舒巴坦抗炎，并请皮肤科会诊，根据皮肤科会诊意见给予氯雷他定10mg qd，左西替利嗪5mg qn，生理盐水2次/日湿敷（6 ~ 8层纱布、20 ~ 30分钟/次，渗出缓解后停止湿敷），每日湿敷后莫匹罗星软膏外擦，入院后第5天患者创面无渗出，给予奈德乳膏2次/日外擦。经上述治疗效果显著，症状迅速改善，2周后痊愈出院，创面未留任何瘢痕（病例15图2）。

三、治疗中容易误诊的因素及治疗的体会

皮肤感染是在糖尿病患者最常见的皮肤病变，国内外文献报道，约30%的糖尿病患者合并皮肤损害。部分皮肤细菌感染后并发传染性湿疹样皮炎，其创面有水疱及分泌物，临床医生对传染性湿疹样皮疹的认识不足，易被误诊为单纯的皮肤细菌感染，只予以抗感染治疗，往往使用了1 ~ 3种抗生素治疗，其创面反复发作，经久不愈，本例患者院外治疗就存在此问题。

四、误诊疾病的系统介绍

糖尿病患者皮肤多伴有感觉减退或缺失的末梢神经病变，由于感觉缺失，使糖尿病患者失去了皮肤的自我保护作用，容易受到损伤，继发感染，糖尿病自主神经病变所造成的皮肤干燥、皲裂和局部的动静脉短路可以促使或加重皮肤感染的发生发展。糖尿病患者感染性皮肤患病率最高为55.9%，湿疹皮炎为10.2%。传染性湿疹样皮炎是湿疹中的特殊类型，如果处理不当会造成创面反复发作，经久不愈。

传染性湿疹样皮炎，多发生在有传染性分泌物的病灶周围，其病灶部位的脓性分

泌物或渗出物引起周围皮肤出现湿疹样改变。皮疹特点为红斑，境界清楚，有多数水疱、脓疱或毛囊炎，伴瘙痒，搔抓后创面向四周蔓延，呈线状分布，瘙痒较湿疹轻，本例患者入院时与此类似。治疗：因患者传染性湿疹样皮炎与感染病灶有关，在治疗湿疹病变的同时，应积极治疗感染病灶，应根据细菌培养及药物敏感试验应用有效的抗生素。该例患者就是在院外反复发作，给予抗生素治疗，创面经久不愈，入我院后局部处理按皮肤科会诊内容，予以抗生素、激素、抗组胺类药物后，创面在 2 周后完全愈合出院。传染性湿疹样皮炎需要和以下几个疾病进行鉴别诊断：

1. 瘙痒症　糖尿病患者皮肤瘙痒是糖尿病患者常见症状之一。皮肤瘙痒症是一种自觉瘙痒而无原发损害的皮肤病，由于不断搔抓，可出现抓痕、血痂、色素沉着及苔藓样变等继发损害，可分为全身性和局限性瘙痒症。全身性瘙痒症发生率是 2.7%，多见于高龄糖尿病患者，局限性瘙痒症多见于病情未控制的女性糖尿病患者，好发于外阴及肛周等部位。对于此类皮肤病患者，根本性治疗是有效控制糖尿病。在此基础上予以对症处理，如细菌感染，轻者外用抗炎软膏，重者需系统使用敏感抗生素。对全身瘙痒者，主要口服抗组胺类药物。局限性瘙痒症可外用含有抗生素或抗真菌的复方糖皮质激素制剂，但不宜长时间使用。

2. 糖尿病性大疱病　亦称糖尿病水疱病，发生率约 0.5%，多发生于患病时间长、病情控制较差和全身营养状况不佳的糖尿病患者，尤其多见于有合并神经病变、肾病等患者。好发于在四肢肢端，尤其好发于小腿伸侧和足背，患者可在无炎性反应的皮肤表面突然发生无痛性、形状不规则水疱，疱壁较薄，内含清亮的浆液，周围无红肿等炎症反应，无痛痒。根据裂隙发生部位，分为表皮性水疱、真皮下水疱、日光浴后水疱。若无继发感染发生，皮损一般在 2 ~ 5 周可自愈，不留瘢痕。本病易反复发生。治疗首选皮质类固醇激素。

3. 葡萄球菌烫伤样综合征　呈一种全身皮肤红肿，大片表皮剥脱，像烫伤样的严重皮肤病，主要由噬菌体Ⅱ组、71 型金黄色葡萄球菌引起。好发于婴幼儿，少见于成人，成人发生时通常有肾功能不全或免疫抑制等易感因素存在。成人型可先出现疖肿、眼睑、结膜炎症及扁桃体炎等。10 ~ 14 天后发生显著压痛的红斑，由腋部及腹股沟开始迅速遍及全身，在红斑基础上形成松弛性大疱，尼氏征阳性，然后形成烫伤样大面积表皮脱落。治疗：早期、足量，根据药敏试验，静脉使用抗生素。对激素的使用存在争议。

4. 糖尿病性类脂质渐进性坏死　本病是糖尿病最独特的一种皮肤病，发生率占糖尿病患者的 0.3% ~ 1.6%。其原因可能是小血管的病变所引起。好发于胫前区（病例15 图 3），但有 15% 的皮疹见于面部、腹部或头皮。75% 的患者损害为两侧性。可发生于任何年龄，平均年龄是 34 岁，女性多见。皮肤损害开始为 1~3mm 的丘疹，逐渐扩大成有光泽的、萎缩性的椭圆形或圆形的坚硬斑块。表皮中心萎缩凹陷，呈黄色，可有鳞屑和结痂，而边缘可见隆起。偶见溃疡和感染。目前治疗主要集中在改善皮肤血流循环、糖皮质激素等抗炎、局部促创面愈合、物理治疗及外科手术等 5 个方面。

5. 带状疱疹 其特点为沿神经分布的簇集性水疱伴神经痛、皮肤瘙痒，水疱破裂、皮损后易继发细菌感染。治疗：抗病毒治疗为主，合并感染可适当抗生素治疗。

糖尿病患者可出现多种皮肤损害，因此对糖尿病患者的皮肤病变早期明确诊断，有助于对糖尿病患者的皮肤损害进行及时有效的治疗。

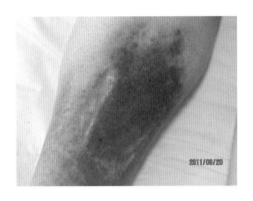

病例 15 图 3 糖尿病性类脂质渐进坏死

（程庆丰 重庆医科大学附属第一医院）

参考文献

[1] 浦洁，张国龙，朱圣伟，等 . 糖尿病合并皮肤病发病情况调查及相关危险因素分析 [J]. 中国全科医学，2011，14（9B）：2959-2962.

[2]Chakrabarty A，Norman RA，Phillips TJ.Cutaneous manifestations ofdiabetes [J]. Wounds，2002，14（8）：267-274.

[3] 刘辅仁 . 实用皮肤科学（第 3 版）[M]. 北京：人民卫生出版社，2003：417-419.

[4] 张晓菲，郝飞，等 . 糖尿病皮肤病变临床诊断的进展 [J]. 实用皮肤病学杂，2009，2（1）：31-34.

[5] 徐晓辉，李启富，程庆丰，等 . 糖尿病皮肤病变的诊断与鉴别诊断 [J]. 国际内分泌代谢杂志，2013，33（2）：96-98.

[6] 涂平 . 糖尿病患者皮肤病变类型 [J]. 药品评价，2008，5（12）：549-550.

[7] 陈丽莉，吴景良，徐西红，等 . 金黄色葡萄球菌烫伤样皮肤综合征 106 例临床分析 [J]. 中国中西医结合皮肤性病学杂志，2013，12（1）：38-39.

[8] 朱学骏，顾有守，沈丽玉，等 . 实用皮肤性病治疗学（第 2 版）[M]. 北京：北京医科大学中国协和医科大学联合出版社，1998：173-174.

[9] 黄烨，高陈林，徐玲，等 . 糖尿病性类脂质渐进性坏死的发病机制和治疗进展 [J]. 中国糖尿病杂志，2014，22（8）：754-755.

羟基脲治疗所致溃疡

一、病例介绍

（一）病史

患者老年女性，71岁，主因"查体发现血糖升高20余年，右足破溃半年余"入院。

现病史：患者20余年前查体发现空腹血糖9mmol/L，餐后血糖未检测，当时无口干、多饮、多尿，无多食易饥，无尿中泡沫，无体重下降，诊断为"糖尿病"，未治疗。半年前无明显诱因出现右足踝部内侧出现2处结痂，直径约1cm，无渗出、无红肿疼痛，结痂脱落后出现直径约1cm、深0.5cm创面，无明显红肿、渗血渗液，无脓性渗出，无明显疼痛，遂就诊于当地医院。住院治疗半月余，给予清创、换药，创面有好转。1个月前无明显诱因右足踝部外侧出现直径约1cm结痂，2周后结痂脱落后出现一直径约1.5cm、深0.3cm创面，无明显红肿、流脓及渗血渗液，夜间疼痛明显，于当地医院门诊清创换药，效果不佳来院就诊，门诊以"糖尿病足"收入院。

既往史：高血压病史10余年，3年前外伤后左上肢骨折病史，血小板增多症，服用羟基脲治疗，冠心病史1年余，左足后内侧皮肤破损1个月余。

（二）查体

1. 血压184/88mmHg，生命体征正常。BMI 28.0，心肺腹查体无异常。

2. 右下肢可见曲张静脉，双足皮温正常，双足背动脉搏动正常。左足后内侧可见一约6cm×3cm皮疹，色红，有脱屑。右足拇趾甲近段青紫。右足踝部外侧可见一直径2cm、深0.5cm皮疹（病例16图1），有脓苔，无明显红肿、渗血渗液，右足踝部后内侧可见一2cm×2cm结痂。10克尼龙单丝0点缺失，128Hz音叉正常，踝反射正常。

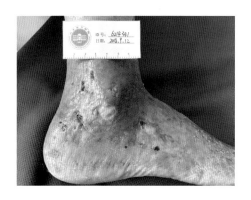

病例16图1　右足踝部外侧

（三）化验

1. 糖化血红蛋白 5.8%。

2. 血常规：红细胞 $3.18 \times 10^{12}/L$，血小板 $400 \times 10^9/L$。

3. 感染指标：CRP、PCT、ESR 无异常。细菌结果及药敏：无致病菌生长。

4. 其他指标：ALB、Cr、eGFR、FIB、D- 二聚体无异常。

5. 24 小时尿量 4500ml。

6. 便常规：无异常。

（四）检查：

1. 影像学（足部 X 线）：双足骨质疏松，跟骨刺。

2. 血管相关：ABI：左足 0.65、右足 0.65。超声：右侧大隐静脉曲张并功能不全。

（五）初步诊断

1. 2 型糖尿病合并糖尿病足（右足）（Texas 分级，1 级 B 期）；糖尿病视网膜病变?

2. 高血压（3 级，极高危）。

3. 冠心病。

4. 原发性血小板增多症。

5. 左上肢骨折术后。

二、诊疗经过及随访

入院后给予患者常规足部换药，苯扎氯氨溶液清洗消毒，复方黄柏液湿敷，凡士林纱布覆盖创面，无菌纱布绷带包扎，经验性使用注射用哌拉西林钠他唑巴坦钠（邦达）静脉滴注，效果不佳。患者既往有血小板增多病史，长期服用羟基脲治疗，复习羟基脲药物说明书，其不良反应有皮肤破溃，请血液科会诊，建议更换羟基脲。更换药物后给予常规足部换药，破溃处愈合。

三、治疗中容易误诊的因素及治疗的体会

此病例为糖尿病合并血小板增多症患者，且患者破溃在足踝部，可诊断为糖尿病足，但常规治疗效果不佳，且糖尿病足大多有神经病变和（或）血管病变，此患者无明显的血管病变，且双足对称发作，与糖尿病足有不同之处，应仔细询问患者既往史、足部破溃原因、破溃时间、是否为复发。

四、误诊疾病的系统介绍

原发性血小板增多症（essential thrombocytosis，ET）是一种以血小板计数增加为特征的骨髓增生性疾病，羟基脲作为首选药物，在治疗 ET 上发挥着关键作用。在接受羟基脲持续治疗的患者中，疼痛性腿部溃疡是罕见的并发症，这类溃疡大多位于小腿和足部，初期症状是局部瘙痒，抓破后逐渐发展至溃疡，伴剧烈疼痛，经久不愈的溃疡可进一步发展为鳞状细胞癌。

（李　秋　山东省立医院）

（马静霖　山东省立医院）

参考文献

[1] 赵旭，张淑芳，张振美，等 . 原发性血小板增多症患者下肢皮肤顽固性溃疡的循证护理实践 [J]. 中华护理杂志，2020，02：266-271.

足后跟鳞状细胞癌

一、病例介绍

（一）病史

患者男性，72岁，主因"口渴、多饮、多尿，体重下降7年余，右足底跟部破溃2年余"入院。

现病史：患者年前出现口渴，多饮（日饮水量2000ml）、多尿（与饮水量相当），有泡沫，无食欲改变，体重半年内下降10kg，无视物模糊，伴乏力，四肢麻木、发凉，无针扎感，无走路踩棉感，未行治疗。2年前因上述症状加重，并出现嗜睡、食欲下降、体重较前有所下降，右足跟部出现破溃，约2cm×2cm，于当地医院给予换药治疗，外涂中药治疗，创面未见明显减小，出院后给予二甲双胍、阿卡波糖降糖治疗，效果不佳来院就诊，门诊以"糖尿病足"收入院。

既往史：季节性哮喘、冠心病。有家族性多囊肾遗传史。

（二）查体

1. 全身检查　血压148/88mmHg，余生命体征平稳。心肺腹正常。

2. 专科检查　右足肿胀，右足跟部见3cm×3cm溃疡（病例17图1），少许渗液，无臭味，疼痛明显。双足皮温正常，双足背动脉搏动减弱。10克尼龙单丝0点缺失，128Hz音叉正常，踝反射正常，温度觉正常。足背动脉及胫后动脉搏动减弱。

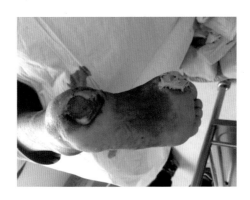

病例17图1　右足跟溃疡

（三）化验

1. 糖化血红蛋白 6.8%。

2. 血常规：血红蛋白 127g/L。

3. 感染指标：C- 反应蛋白、血小板容积、血沉无异常。细菌结果及药敏：无致病菌生长。

4. 其他指标：白蛋白、肌酐、肾小球滤过率、纤维蛋白原、D 二聚体无异常。

5. 尿常规：白细胞 阳性。

6. 便常规：无异常。

（四）检查

1. 足部 X 线　右足改变，符合糖尿病足表现，足底软组织破溃。

2. 血管相关检查　ABI：左足 0.58，右足 0.64。超声：双下肢动脉粥样硬化并双侧胫前动脉及左侧足背动脉硬化性闭塞。

（五）初步诊断

1. 2 型糖尿病合并糖尿病足右足（Texas 分级，2 级 D 期）糖尿病周围神经病变，糖尿病周围血管病变。

2. 冠心病。

二、诊疗经过及随访

入院后给予患者常规足部换药，苯扎氯铵溶液清洗消毒，复方黄柏液湿敷，凡士林纱布覆盖创面，无菌纱布绷带包扎，经验性使用哌拉西林钠他唑巴坦静脉滴注，效果不佳。患者既往有院外治疗史，治疗效果不佳且疼痛明显，给予患者足部肉芽组织病理检测，结果为鳞状细胞癌。

三、治疗中容易误诊的因素及治疗的体会

早期未做病理活检，无法确定患者是否有早期单纯糖尿病足，后因反复慢性炎症反应导致癌变，引发思考。在临床上，糖尿病患者足部溃疡合并感染、肿瘤、动静脉疾病、代谢性疾病是常见的。症状、体征及诱因等表现形式也是多样的。由于惯性思维及对其他疾病引起的足病严重性认识不足，会出现漏诊或误诊情况，但也不能因未明确诊断而消极干预。实际上，早期常规进行糖尿病足规范化治疗对大多数足溃疡不仅能起到一定效果，更能为后期在此基础上针对病因的进一步治疗创造有利条件。内分泌科是糖尿病患者常规就诊的一个窗口，也是容易漏诊糖尿病合并其他疾病的窗口。

只有解除思维惯性，增加疾病认识，加强多学科合作，才能最大限度避免误诊、漏诊。

四、误诊疾病的系统介绍

鳞状细胞癌是发生于皮肤或附属器角质细胞形成的，与年龄、日照、烧创伤、射线、致癌物、基因缺陷、自身免疫性等因素相关。老年男性、曝光部位皮肤、既往皮肤烧创伤史是本病的好发人群。临床上皮损常表现为坚实、肤色或者粉红色、角化过度或平滑的斑块、丘疹或结节，严重则出现溃疡。多无明显症状或偶有瘙痒，出现溃疡的可伴创口疼痛和出血。临床上表现为不典型增生、异常色素沉着及质脆、轻触出血的类肉芽样增生组织常提示足部肿瘤性溃疡，常规病理活检可确诊。

（李　秋　山东省立医院）

（马静霖　山东省立医院）

（刘文驰　山东省立医院）

参考文献

[1] 蒋凌云，刘巧玲，康林，等.足部鳞状细胞癌误诊为糖尿病足一例 [J].中国临床新医学，2018，10：1035-1036.

Cocket 综合征伴下肢溃疡

一、病例介绍

（一）病史

患者女性，62 岁，主因"左外踝皮肤破溃不愈 1 个月余，加重伴红肿 1 周"入院。

现病史：1 个月余前患者无明显诱因出现左侧踝关节外侧皮肤破溃，较浅，约指甲盖大小，伴少许渗出，疼痛不明显，皮肤无瘙痒及皮疹形成，无明显红肿。未予重视。此后该创面逐渐加深、扩大，渗出增多，伴走路时胀痛，无畏寒发热，自行使用"头痛粉"外涂及间断口服阿莫西林（具体剂量及疗程不详）治疗后未见好转。1 周前疼痛加重伴创周皮肤红肿明显，分泌物增多，但未见脓性分泌物，无畏寒发热等不适。今为求进一步诊治住院。

既往史：既往有高血压病 3 级 6 年（不规律服用苯磺氨氯地平片），双下肢静脉曲张病史 10⁺ 年，既往在其他三甲医院因为左下肢内踝处溃疡实施皮肤移植术 3 次。

（二）查体

1. 全身检查　体温 37.5℃，脉搏 96 次 / 分，呼吸 25 次 / 分，血压 180/120 mmHg。心肺腹未见异常，双下肢小腿可见浅静脉迂曲，右下肢未见水肿，左下肢膝关节以下呈凹陷性水肿。

2. 专科查体　左下肢内踝处可见约 10cm×8cm×1cm 创面，渗液大量，气味：3 级，呈腐臭味，创面基底 50% 为黄色组织，50% 为红色组织。创面周围的皮肤干燥、脱屑、质硬、皮肤色素沉着，左下肢膝关节以下呈凹陷型水肿，疼痛评分：6 分（病例 18 图 1）。

双下肢皮温暖，感觉无明显异常，双侧足背动脉及胫后动脉搏动存在，双下肢小腿可见浅静脉迂曲，右下肢未见水肿，为 C2 期，左下肢膝关节以下呈凹陷性水肿，皮肤色素沉着明显伴有活动性溃疡，为 C6 期。

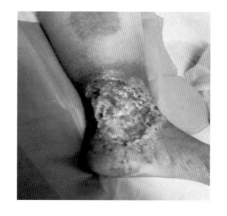

病例 18 图 1　创面情况

（三）化验

1. 空腹静脉血糖 5.0mmol/L。

2. 血常规：白细胞 14.75×10^9/L，中性粒细胞 8.05×10^9/L，血红蛋白 110g/L。

3. 生化：总蛋白 79.5g/L，白蛋白 48g/L，C- 反应蛋白 95.0mg/L。

4. D- 二聚体 500mg/L。

5. 分泌物培养：金黄色葡萄球菌。

（四）辅助检查

1. 多普勒超声　左下肢动脉未见明显异常，深静脉可见瓣膜功能不全，静脉血反流，管壁可见少许陈旧性血栓。

2. ABI 0.9（左侧），TBI 0.8（左侧）。

3. MRI：左侧髂总静脉充盈缺损，血管腔变窄。

（五）初步诊断

1. 左下肢静脉溃疡伴感染。

2. 双下肢静脉曲张。

3. 高血压 3 级 极高危组。

二、诊疗经过及随访

1. 给予清创、抗感染、创面局部精细换药、下肢短展绷带加压、皮肤屏障修复、控制血压治疗，创面较前好转。

2. 因患者左下肢小腿长期肿胀，左下肢静脉压高，皮肤色素沉着明显，反复发生溃疡，根据 MRI 提示及临床表现，高度怀疑髂静脉受压综合征（iliac compression syndrome，ICS）。创面感染控制后，在局麻下行左髂静脉造影术。髂静脉造影（病例 18 图 2A）显示：①受压段左髂总静脉直径增宽；②左髂总静脉受压段充盈缺损或形成分隔；③左髂总静脉闭塞；④侧支循环形成；⑤患肢静脉排空延迟。随后进行球囊扩张术（病例 18 图 2B、C）及支架植入术（病例 18 图 2D、E）。余治疗不变。患者既往三次行皮肤移植术失败，故拒绝再次植皮，选择换药治疗。患者疼痛较前减轻，疼痛评分：2 分，创面较前变小，基底 100 为红色组织，渗出少量，无异味，创缘周围未见红肿。介入术后 2 周，患者创面感染控制，生长良好，明显缩小后出院。

3. 出院诊断

（1）髂静脉受压综合征。

（2）左下肢静脉溃疡伴感染。

（3）双下肢静脉曲张。

（4）高血压3级 极高危组。

4.随访　出院后在我科门诊换药。46天创面痊愈（病例18图2F）。日常继续压力治疗、皮肤屏障保护及功能锻炼，至今未复发。

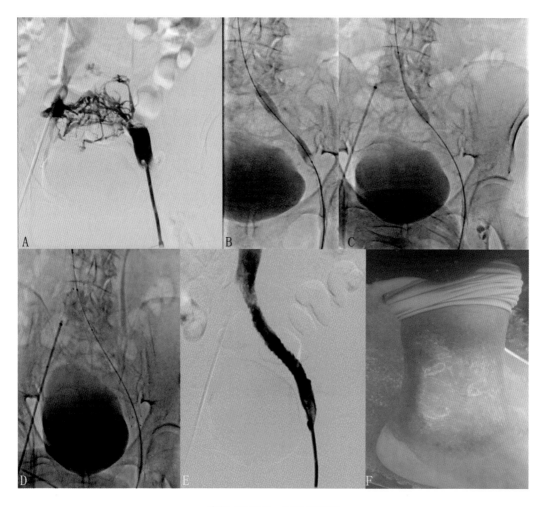

病例18图2　髂静脉造影

三、治疗中容易误诊的因素及治疗的体会

1.ICS进展缓慢，早期可无任何症状，往往错过最佳干预时机，以至于发展到后面临床症候群出现，创面不单纯是表面皮肤缺损，更多时候它是某种疾病发展而来的体征。

2.ICS主要是解剖因素长期作用的结果，其发病率较高，应充分重视其临床症状，积极进行辅助检查，做到早期预防、早期诊断。目前，尽管缺乏 ICS 相关的共识、指南或规范，对手术指征尚存争议。但是，介入治疗具有微创、通畅率高且并发症少等优点，可作为 ICS 的首选治疗方法。

3. 髂静脉受压是一种常见的解剖变异。腹主动脉下行于下腔静脉的左侧，其分叉后右髂总动脉在双侧髂静脉汇合处跨过左髂总静脉。动脉壁较厚且压力远高于静脉，当两者挤压时，静脉必然受压，加上静脉后方骨盆壁的挤压使静脉压增高导致左下肢肿胀。

4. Virchow 三要素　即静脉血流瘀滞、高凝状态和静脉内膜损伤是静脉血栓形成的高危因素。重度髂静脉受压时，即使盆腔内有较多侧支血管代偿，仍会导致下肢静脉压升高及血流瘀滞而引起下肢水肿，同时有证据表明髂静脉内刺状物长期受压及摩擦后也会发生内皮损伤，因此髂静脉受压者是下肢 DVT 的高危人群，手术、妊娠或长期卧床均可能诱发单侧下肢肿胀急性发作甚至下肢 DVT。

5. 下肢静脉高压是导致下肢静脉溃疡最主要的原因。因此运用压力治疗改变下肢血流动力学是必不可少的，术后及日常维护勿忽视，以减轻溃疡复发。使用压力治疗前应先行下肢多普勒超声、ABI、TBI 筛查，避免发生皮肤缺血坏死。

四、误诊疾病的系统介绍

（一）概念

髂静脉受压综合征一般是指髂静脉在汇入下腔静脉的入口部受到其前方右髂总动脉和后方腰骶椎的挤压而致下肢静脉血液回流受阻，引起下肢水肿及其他相关症状的临床症候群。

（二）流行病学

髂静脉受压好发于青中年女性。18% ~ 49% 表现为左下肢深静脉血栓。Kibbe 等通过腹部多排 CT 扫描研究无症状人群中左侧髂总静脉受压程度：发现 66% 患者左侧髂总静脉有超过 25% 的狭窄，24% 患者有超过 50% 的狭窄，狭窄直径减少 25% 代表静脉横断面积减少 50%。因此认为这一解剖变异是深静脉血栓的主要诱因。慢性下肢静脉功能不全患者中 2% ~ 5% 存在髂静脉受压。

（三）病理生理机制

ICS 是由于左髂静脉与右髂动脉、腰骶椎的特殊解剖关系，导致下肢静脉回流障碍等一系列综合征。正常人的左髂静脉沿盆腔侧壁上行，向前横行跨过腰骶椎前缘，以接近直角汇入下腔静脉，而右髂总动脉也在腰椎前方向骨盆右侧下行，故左髂静脉受右髂动脉和第 5 腰椎的"前压后推"作用。长期动脉搏动和腰骶椎挤压刺激可导致部分患者静脉内膜损伤，包括弹性蛋白、胶原蛋白减少及内膜纤维化，从而造成腔内粘连、内膜增生以及"棘状物"，甚至动静脉间发生粘连等病理改变，最终影响下肢静脉回流，导致慢性静脉功能不全（chronic venous insufficiency，CVI）及下肢深静脉血栓形成（deep venous thrombosis，DVT）等疾病。

（四）临床分期

根据病程进展，该综合征在临床上可分为三期：第一期表现为单纯静脉受压，血管无本质改变，无侧支形成和临床症状；第二期以静脉内棘状物形成为特征；如果发展至髂股静脉血栓形成则为第三期。慢性 ICS 患者表现为静脉高压引起的下肢疼痛、肿胀、跛行、静脉曲张和静脉慢性瘀滞表现，如溃疡、皮肤色素沉着、毛细血管扩张等。

（五）诊断

1. ICS 早期可无任何症状，患者往往在 DVT 发生后才被发现，错过了最佳干预时机。另外，当患者出现单侧下肢肿胀时又易被误认为单纯下肢静脉曲张，直到大隐静脉手术后下肢肿胀未好转甚至加重时才发现存在髂静脉受压。因此，有必要重视 ICS 的诊断和鉴别诊断，早期发现并干预有助于避免误诊误治及防止患者发展为下肢 DVT。

2. 尽管彩超诊断下肢 DVT 的灵敏度可达 97%，被广泛用作筛查，但诊断非血栓性髂总静脉内充盈缺损的敏感性不高，至少 20% 的病例漏诊，因此血管造影仍是诊断下肢 ICS 的金标准。ICS 的造影表现主要有：①受压段左髂总静脉直径增宽；②左髂总静脉受压段充盈缺损或形成分隔；③左髂总静脉闭塞；④侧支循环形成；⑤患肢静脉排空延迟。

（六）ICS 鉴别诊断

1. 患者出现单侧下肢肿胀时，首先必须明确是否有下肢 DVT，只有在排除此症的基础上才能考虑 ICS 或其他疾病的可能。多普勒超声加压试验简便无创，诊断下肢 DVT 的灵敏度可达 97%，被广泛用来作为筛查手段。

2. ICS 起病缓慢，疑诊为 ICS 的患者，还应询问个人和家庭有无出血性疾病史，有无呼吸系统症状，有无外伤、感染和旅行史等。体检需记录双下肢周径的差别及 Homans 征结果。

3. 其他鉴别诊断

（1）丝虫病或恶性肿瘤淋巴系统转移引起的淋巴水肿，某些良性肿块如大腿脂肪瘤。

（2）腰大肌脓肿或臀大肌脓肿也可以导致下肢远段肿胀。

（3）下肢软组织感染或静脉炎可表现为皮温高、红斑、局部疼痛和发热。

（4）急性关节炎、腘动脉瘤或贝克囊肿（腘窝滑液囊肿）也可能引起单侧下肢肿胀。

（5）痛风也是引起下肢远段肿胀和疼痛的常见原因，但通常不会引起双侧小腿直径的差别。

总之，当患者尤其是年轻女性出现左下肢水肿而病史、体检和超声检查均无 DVT 证据时就应该考虑到 ICS 的可能。

（七）ICS 治疗

1. 治疗目的　避免患者发展为下肢 DVT。文献中尚无关于支架置入术和外科手术的长期平行对照研究结果，也无操作指南或规范。因外科手术治疗创伤大、并发症多，近年来国内外均已较少采用。介入治疗 ICS 微创、通畅率高且并发症少。术中可以准确评估髂静脉狭窄或闭塞的程度以及侧支循环的情况，髂静脉内的粘连结构也可以同时解除，有良好的临床应用前景。

2. 介入治疗　在支架的选择上我们的经验是：支架直径选择宜参考相邻正常静脉的造影图像，通常不小于 10mm。左髂总静脉受压处位置较高者支架近心端需要进入下腔静脉内，否则以超过髂总静脉和下腔静脉汇入口 5mm 以内为宜，如支近心端顶住右侧下腔静脉壁可能会影响右侧髂静脉回流。

（夏玉萍　自贡市第四人民医院）

参考文献

[1] 吴霜，顾建平，楼文胜. 髂静脉受压综合征病因及诊疗研究进展 [J]. 介入放射学杂志，2015，24（8）：733-737.

[2] 韦润泽，张喜成. 髂静脉受压综合征病因及影像学进展 [J]. 中国医学影像技术，2019，35（1）：152-155.

[3] 李文东，李晓强. 非血栓性髂静脉受压综合征的争议与共识 [J]. 中华普通外科杂志，2016，31（5）：436-438.

[4]Canales JF，Krajcer Z.Intravascular ultrasound guidance in treating May-Thurner syndrome[J].Tex Heart Inst J，2010，37（4）：496-497.

[5]Hartung O，Otero A，Boufi M，et al.Midterm results of endovascular treatment for symptomatic chronic nonmalignant iliocaval venous occlusive disease[J].J Vasc Surg，2005，42（6）：1138-1144. discussion 1144.

[6] 李晓强，钱爱民 . 髂静脉受压综合征的诊断和治疗 [J]. 中国血管外科杂志（电子版），2013，5（1）：6-8.

[7] 李德卫，赵渝，时德 . 髂静脉受压综合征的诊治 [J]. 中国普通外科杂志，2002，11（7）：435-437.

[8]Ferris EJ，Lim WN，Smith PL，et al.May-Thurner syndrome[J].Radiology，1983，147（1）：29-31.

[9]Moudgill N，Hager E，Gonsalves C，et al.May-Thurner syndrome：case report and review of the literature involving modern endovascular therapy[J].Vascular，2009，17（6）：330-335.

[10] 丘宁宁，唐波 .May-Thurner 综合征病因病机及诊疗的研究进展 [J]. 山东医药，2019，59（1）：101-104.

[11] 楼文胜，顾建平，何旭，等 . 髂静脉受压综合征与单侧下肢肿胀 [J]. 介入放射学杂志，2008，17（1）：22-25.

[12] 姜炯炯，徐梦，陈泉 . 髂静脉压迫综合征的诊断与腔内治疗进展 [J]. 血管与腔内血管外科杂志，2019，5（4）：368-372.

[13] 陈兆雷，张喜成，孙元，等 . 右髂静脉受压综合征的临床特征及腔内治疗 [J]. 中华普通外科杂志，2016，31（4）：344-345.

[14] 张平，石士奎 . 右髂静脉受压综合征的病因分析及介入治疗 [J]. 包头医学院学报，2019，35（2）：23-25.

病例 19

基底细胞癌

一、病例介绍

（一）病史

患者男性，76岁，主因"发现血糖升高9年，右足外踝破溃8年，加重半月"入院。

现病史：9年前当地医院诊断为"2型糖尿病"，平素饮食控制尚可，血糖未监测，曾口服"阿卡波糖（拜糖平）、格列本脲、二甲双胍"治疗，现使用中成药降糖治疗，平时有轻度四肢末梢麻木、视物模糊症状。8年前右足外踝处磨破后出现皮肤溃疡，持续不愈合，逐渐增大，间断有脓性分泌物，半月前溃疡处疼痛，夜间为著，遂收住入院。

既往史：既往高血压病病史1年，口服复方降压片1片，2次/日，血压控制尚可。吸烟史20余年，20支/日，已经戒烟20年。

（二）查体

1. 全身情况 生命体征正常，双肺呼吸音粗，双侧跟腱反射减弱。双下肢无水肿。

2. 专科查体 右足外踝处有一皮肤溃疡，大小约3cm×3cm，组织呈外向性生长，呈菜花样，色灰白，触之易出血，未探及骨质，无明显异味（病例19图1）。

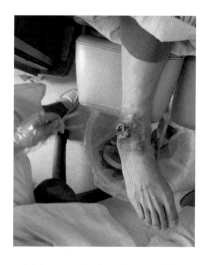

病例19图1 右足外踝皮肤溃疡

（三）化验

1. 糖化血红蛋白 5.2%。

2. 血常规：白细胞计数 $3.0 \times 10^9/L$，中性粒细胞百分比 60%，中性粒细胞计数 $1.83 \times 10^9/L$，血小板计数 $82 \times 10^9/L$，血红蛋白 122.3g/L。

3. 感染指标：血沉 14mm/h。

4. 其他指标：白蛋白 31g/L，肌酐 $54\mu mol/L$，D- 二聚体 300ng/ml。乙肝五项：乙型肝炎表面抗原、乙型肝炎 e 抗体、乙型肝炎核心抗体阳性。甲胎蛋白 4187ng/ml。

5. 尿常规及尿微量白蛋白（尿 ACR）均正常。

（四）检查

1. 心电图　窦性心律，完全性右束支阻滞，双侧心室肥厚？ST-T 改变，心率 73 次/分。

2. 右足 X 线检查　右足诸骨位置如常，骨质骨小梁稀疏。诸小关节对位良好。跖骨及趾骨骨质内见多发小囊性低密度影，以第一远节趾骨为著。外踝周围软组织肿胀。

3. 右足外踝核磁　右足足踝关节形态可，诸骨骨质边缘略变尖，诸骨质内未见明确异常信号。右侧足踝皮肤局限性缺损，外踝软组织 T_2 信号延长，右侧踝关节内少量长 T_1、长 T_2 液性信号；跟腱及诸韧带形态信号未见明确异常。印象：右侧外踝软组织肿胀右侧外踝软组织异常信号并缺损，可符合糖尿病足并感染改变。右踝关节少量积液。

4. 腹部彩超　①肝脏不均质改变（肝硬化？）肝右叶实性占位（性质待定），建议进一步检查；②胆囊壁增厚毛糙；③脾厚；④胰腺及双肾未见明显占位性病变。

5. 上腹部 CT　肝硬化，肝内多发占位，恶性病变可能，建议增强、脾大、食管胃底静脉曲张，脾周极少量积液。

6. ABI　右侧 1.29、左侧 1.33。

（五）初步诊断

1. 2 型糖尿病足伴感染（右 Wagner 2 级，Texas 分级 2 级 B 期）。

2. 高血压病 2 级（高危组）。

3. 乙型病毒性肝炎。

4. 肝脏多发占位。

二、诊疗经过及随访

入院后停用降糖药物，血糖控制可。足部创面给予局部换药治疗，并完善足部溃疡组织病理学检查。告知患者肝癌可能性大，患者家属要求自动出院。

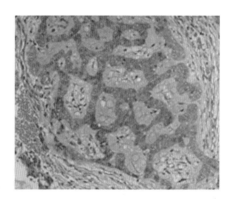

病例 19 图 2　病理结果

注：（右踝）上皮源性恶性肿瘤。

2013 年 6 月 27 日（出院后）足部病理结果回报（病例 19 图 2）：（右踝）上皮源性恶性肿瘤，免疫组化染色显示肿瘤细胞：p53（＋），AFP（－），CEA（－），EGFR（＋），EMA（－），Ki-67（＋约 20%），CK（＋），CK34（βE12）（＋），CK5/6（＋），CK（－），CK20（－），Villin（－），考虑为基底细胞癌。患者及家属放弃治疗。出院后失访。

三、治疗中容易误诊的因素及治疗的体会

该患者足部溃疡 8 年未愈合，当地医院长期换药治疗，均未愈合，误诊因素考虑为：①医务人员对本病认识不足，平素仅对症换药治疗，未及时行组织活检；②本病病史长，进展慢，缺乏早期典型的临床表现。

治疗体会：对于经过糖尿病足标准治疗的慢性难愈性溃疡，尤其是长期户外工作，应警惕恶性癌性溃疡的可能，及时完善组织活检病理学检查，尽快明确病理性质，改善临床预后。

四、误诊疾病的系统介绍

（一）概述

基底细胞癌（BBC）又名基底细胞上皮瘤，是最常见的皮肤恶性肿瘤，具有生长缓慢、局部破坏、恶性程度低等特征，但亦可局部浸润生长，破坏组织和器官，引起

功能障碍，甚至危及患者生命。

美国人群BCC的发病率为1019/10万～1480/10万，我国缺乏大规模BCC流行病学数据，小规模人群中BCC患病率为440/10万。我国人群中BCC占所有皮肤恶性肿瘤的29.3%～47.5%，发病中位年龄58.00～65.39岁，男女比例相当。BCC的发生的主要原因是基因突变，大部分是由紫外线照射引起，频繁UV照射，如日光浴、职业暴露和幼年灼伤是主要的危险因素。放射线、接触特殊化学物质及自身免疫情况也是BBC发生的主要危险因素。

（二）临床分型

从风险评估角度，临床主要分为5型：结节型、浅表型、硬斑病样型/浸润型、色素型和纤维上皮瘤型。

1. 结节型BBC 约占所有BCC的80%。表现为凸起的、伴毛细血管扩张的淡红色或肤色光滑丘疹、斑块、结节，多可见到珍珠样隆起的边缘，好发于面部。随着皮损增大，可出现溃疡。伴中央溃疡的较大病变需与皮肤鳞状细胞癌、角化棘皮瘤等鉴别。囊肿型BCC是结节型的亚型，临床上表现为蓝褐色囊性结节状外观，穿刺或切开后可见清亮液体，应与汗腺肿瘤鉴别。

2. 浅表型BCC 占所有BCC的9.8%～12.85%。好发于躯干，表现为淡红色斑疹或斑片，皮损直径数毫米至数厘米，边界清楚，常呈线状隆起，有时含有程度不等的灰褐色、蓝灰色色素。临床应与日光性角化病、原位皮肤鳞状细胞癌或炎症性皮肤病如银屑病、湿疹等鉴别。

3. 硬斑病样型/浸润型BCC 硬斑病样型占所有BCC的5%～10%，表现为扁平、轻度萎缩或境界不清的斑块，质地硬，淡红色或肤色，可有毛细血管扩张。肿瘤的实际浸润范围常远大于临床所见，手术切除时应注意。本型应与瘢痕、硬斑病相鉴别。浸润型BCC与硬斑病样型临床表现相似，但组织病理可供鉴别。浸润型BCC较硬斑病样型BCC更少见。

4. 色素型BCC 表现与结节型BCC相似，但通常含有明显色素，为黑色丘疹、斑块或结节，表面可有糜烂、溃疡、结痂，应与黑素瘤、脂溢性角化病等鉴别。

5. 纤维上皮瘤型BCC 为少见类型，典型皮损为光滑的、淡红色的结节或斑块。临床应与无色素性黑素瘤鉴别。

（三）诊断与治疗

组织活检病理检查是诊断BCC的金标准。因此对于临床怀疑BCC的患者均建议活检，不建议在活检报告前给予有创性治疗。彻底治愈BCC的治疗首选治疗方式是手术切除，其他还包括外用药物、光动力疗法、冷冻疗法和放疗等。多种手术治疗联合非手术手段可提高肿瘤组织清除率，降低治疗不良反应以及获得良好的美容效果。

（四）预后

BCC病灶通常生长缓慢，很少发生转移，但部分可局部破坏皮肤、软骨甚至骨骼而导致严重的并发症。常见转移部位包括区域淋巴结、肺、骨骼、皮肤和肝。转移性BCC的预后不良，中位生存期为10个月。在BCC初始治疗后，大约50%的复发出现在2年内，2/3的复发出现在3年内，80%在5年内，大概20%为5～10年。此外，BCC患者发生其他皮肤肿瘤及皮肤外肿瘤的风险也增加。

（王爱红　石鸿雁　战略支援部队特色医学中心）

参考文献

[1]Tanese K. Diagnosis and management of basal cell carcinoma[J]. Curr Treat Options Oncol，2019，20（2）：13.

[2] 中华医学会皮肤性病学分会皮肤肿瘤研究中心，中国医师协会皮肤科医师分会皮肤肿瘤学组.皮肤基底细胞癌诊疗专家共识（2021）[J].中华皮肤科杂志，2021，54（9）：757-764.

[3] 吴心愿，刘天一.基底细胞癌的研究进展 [J].中国美容整形外科杂志，2019，30（8）：504-506.

[4]Wysong A，Aasi SZ，Tang JY.Update on metastatic basal cell carcinoma：a summary of published cases from 1981 through 2011[J]. JAMA Dermatol，2013，149（5）：615-616.

[5]Rees JR，Zens MS，Gui J，et al.Non melanoma skin cancer and subsequent cancer risk[J]. PLoS One，2014，9（6）：e99674.

淋巴瘤

一、病例介绍

（一）病史

患者男性，72 岁，主因"发现血糖升高 30 余年，右踝内侧红肿 1 年"入院。

现病史：30 余年前患者体检时发现血糖升高（具体数值不详），诊断为"糖尿病"。目前应用诺和灵 30R 注射液 28U 2 次 / 日皮下注射，二甲双胍 1.0 口服 2 次 / 日治疗，血糖控制可。病程中有双下肢末梢发麻、发凉感。一年前 2021 年（具体时间不详）患者无明显诱因右踝内侧出现红肿，伴压痛，无脓性分泌物渗出，无破溃。8 个月前我院查右足核磁示右足第一近节趾骨近段局灶性囊变，足部软组织水肿，足底内侧为著。间断口服中药（具体不详）及理疗，未见好转，红肿范围逐渐扩大，2 个月前病理提示：皮肤组织表皮增厚，上皮脚伸长；真皮层小血管增多，血管壁增厚，皮肤附属器及血管周围黏液样变明显；考虑非特异性炎症。1 个月前复查右足核磁：距骨、外侧楔骨骨髓水肿；踝周及足背部软组织水肿；关节少量积液，今为治疗足部病变入院。

既往史：高血压病 30 年。冠心病 14 年，已行"冠脉支架植入术"。痛风、高尿酸血症病 13 年。左膝髌骨间变性大细胞淋巴瘤病 3 年，行手术治疗及放化疗，现已治愈。1 个月前于我院复查胸腹部 CT 及左膝关节核磁未见肿瘤转移。高中时期曾诊断"甲型肝炎"，现已治愈。对左氧氟沙星、别嘌醇过敏。

既往吸烟 13 年，平均 10 支 / 日，戒烟 20 年；偶尔少量饮酒。父亲生前患有糖尿病，母亲健在，患有糖尿病。

（二）查体

1. 全身情况　血压 148/84mmHg，余生命体征正常。BMI 27.78 kg /m²。甲状腺 Ⅰ 度肿大，质软，可触及左叶结节，未触及震颤。

2. 专科查体　双下肢无水肿，左膝可见陈旧性手术瘢痕，右踝内侧可见皮肤有红肿，范围约 10.0cm×6.0cm，伴压痛，无脓性分泌物渗出，无破溃，皮温较对侧高，未触及波动感；双侧足背动脉搏动正常对称。

（三）化验

1. 糖化血红蛋白 6.9%。

2. 血常规：白细胞计数 $9.6 \times 10^9/L$，中性粒细胞百分比 69%，中性粒细胞计数 $6.6 \times 10^9/L$，血小板计数 $283 \times 10^9/L$，血红蛋白 140g/L。

3. 感染指标：C- 反应蛋白 8.8mg/L，血沉 19mm/h。细菌培养及药敏：未培养出细菌。

4. 其他指标：白蛋白 37.5g/L，肌酐 $88\mu mol/L$，肾小球滤过率 77.41ml/min，D- 二聚体正常。

5. 尿常规及尿微量白蛋白（尿 ACR）均正常。

6. 病理结果（入院前病理结果）（病例 20 图 1）。

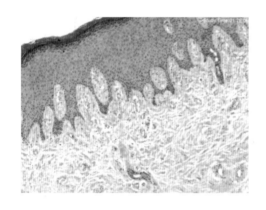

病例 20 图 1　病理结果（入院前病理结果）

注：皮肤组织，表皮增厚，上皮脚伸长，真皮层小血管增多，血管壁增厚，皮肤附属器及血管周围黏液样改变明显。

（四）检查

1. X 片　右足诸骨位置如常，未见明确骨质断裂征象，诸小关节对位良好，关节间隙清，宽窄正常，周围组织未见明显肿胀。足部核磁：右足踝关节诸骨形态如常，距骨、外侧楔骨骨质内见多发斑片状长 T_1、T_2 信号，余骨质信号尚均匀，关节内见增多的液体信号。踝关节周围及足背软组织肿胀并 T_2 信号延长，前足内侧为著。跟腱连续，内信号未见明确异常。印象：距骨、外侧楔骨骨髓水肿；踝周及足背部软组织水肿，以右内侧为著，局限性积液可能性大，关节少量积液（入院后复查足部核磁）。右足足部肿胀处 B 超：右足内侧皮下低回声包块（炎性改变？）。

2. ABI：右侧 1.28，左侧 1.20。TBI：右侧 0.84，左侧 0.97。

3. 肌电图及生物阈值未见明显异常。

（五）初步诊断

1．2型糖尿病足病并感染（右wagner 3级，TEXAS 3B级，PEDIS 3级）；周围神经病变。

2．冠状动脉粥样硬化性心脏病（PCI术后）。

3．高血压。

4．高脂血症。

5．痛风（别嘌醇过敏）。

6．超重。

7．慢性骨髓炎。

8．淋巴瘤。

二、诊疗经过及随访

入院后给予胰岛素降糖，拉氧头孢、莫西沙星抗感染治疗。因足部红肿，给予如意金黄散外敷后，红肿面积较前缩小，右踝内侧红肿范围大小约7.5cm×5.0cm，局部可触及波动感，入院后第9日（病例20图2）波动感较明显处切开，切口长约0.5cm，可见血性分泌物渗出，皮肤出血丰富。因存在骨髓炎请骨科会诊，建议继续抗感染、局部换药治疗。入院后第15日（病例20图3）足部红肿面积、压痛较前明显减轻，范围已缩小至约6.0cm×4.0cm，切口已愈合，患者出院，出院时继续口服莫西沙星治疗。

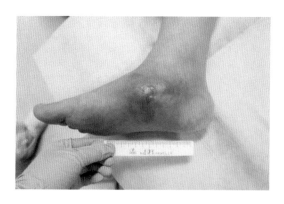

病例20图2　足部创面（入院后第9日）

注：如意金黄散使用后，足部红肿范围较前明显缩小。

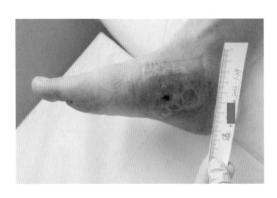

病例 20 图 3　足部换药（入院后第 15 日）

注：创面红肿面积较前明显缩小，无波动感。

随访（病例 20 图 4 至病例 20 图 7）：患者出院后 1 周，右踝内侧仍有红肿，中心可见黑色软痂形成，约 1cm，痂下渗鲜血。就诊于北京积水潭医院，足部软组织彩超提示：右足内侧软组织内低回声区（8.3cm×1.5cm×1.6cm），考虑感染及脓肿形成，建议继续抗感染治疗，患者继续口服莫西沙星，患者因出现肠道功能紊乱、腹泻，同时加用调节肠道菌群药物。1 周后复查彩超：右足内侧皮下组织内不均质低回声区（5.3cm×1.4cm），考虑炎性改变，复查血常规、C- 反应蛋白、血沉正常。期间患者曾就诊北京协和医院、中日友好医院、北京同仁医院均未明确诊断。因多次去除足部过度生长肉芽后，肉芽仍过度增生，创面不愈合，复查彩超仍提示炎性改变。出院 3 个月后行肉芽组织病理学检查，结果回报：肉芽组织出血、水肿伴坏死，其中多量异型上皮样细胞弥漫浸润，细胞排列松散，考虑肿瘤性病变。免疫组化结果：符合 ALK 阴性间变性大细胞淋巴瘤转移。患者最终诊断修正为：间变性大细胞淋巴瘤。患者经放疗 4 周后创面治愈。

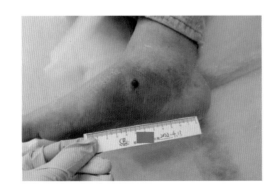

病例 20 图 4　足部创面（出院后 3 个月）

注意：红肿面积较前缩小，肉芽过度生长，易出血。

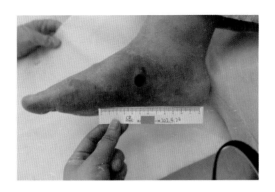

病例 20 图 5 足部创面（出院后 3 个半月），去除过度增生肉芽组织。

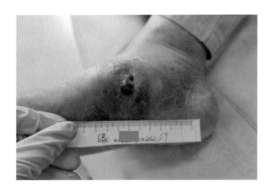

病例 20 图 6 足部创面（出院后 4 个月），肉芽组织明显增生

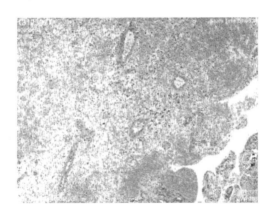

病例 20 图 7 足部创面组织病理学结果

注：出院后 3 个月，第二次病理：肉芽组织出血，水肿并坏死，其中多量异型上皮样细胞弥漫浸润，细胞排列松散，考虑肿瘤性病变。免疫组化提示：CD30（＋），EMA（＋），CD（＋），Ki-67（热点区 +50%），ALK（－），Melan-A（－），HMB45（－），CK（－），CD45R0（－），PAX-5（－），CD3（－），结合病史，考虑 ALK 阴性间变性大细胞淋巴瘤转移。

三、治疗中容易误诊的因素及治疗的体会

本患者误诊的因素为：①足部有红肿热痛类似感染临床表现，我院及外院多次软组织彩超检查，提示感染，且经抗感染治疗后，红肿面积范围可明显缩小；②我科就诊前已完善组织病理学检查，考虑非特异性炎症，导致第2次病理检查延迟；③患者入院前已完善淋巴瘤常见转移部位CT检查，足部非淋巴瘤常见转移部位，医生忽略肿瘤转移灶可能。

治疗体会：经过糖尿病足标准治疗的慢性难愈性溃疡，如果反复出现红肿热痛类似感染的表现，应警惕淋巴瘤可能，必要时需多次行组织病理学检查，尤其对既往有肿瘤病史的患者，要预防转移性肿瘤的可能。

四、误诊疾病的系统介绍

1985年德国生物学家Stein等首次对间变性大细胞淋巴瘤（ALCL）进行了描述，认为其是一种新型的淋巴瘤类型，根据肿瘤细胞间变性外观来定义，细胞内聚生长并易侵犯淋巴结窦。肿瘤细胞强表达Ki-1（CD30）抗原，故又称为Ki-1阳性大细胞淋巴瘤，1994年将其归类为T/NK细胞类型中，并命名为ALCL，是第三种最常见的外周T细胞淋巴瘤，占非霍奇金淋巴瘤（NHL）的2%～8%，占儿童、青少年非霍奇淋巴瘤的10%～15%。

2016年修订的WHO分类中将ALCL分为4种不同的类型：①原发系统型ALCL，ALK阴性；②原发系统型ALCL，ALK阳性；③乳房假体相关原发系统型ALCL；④原发皮肤型ALCL。ALK阳性ALCL和ALK阴性ALCL，两者临床症状及预后截然不同。ALK阳性ALCL占50%～80%，多见于30岁以下年轻人，男性较常见，男女之比约6.5 : 1.0，对化疗相对敏感，5年生存率达50%。ALK阴性ALCL各个年龄均可发病，发病高峰年龄段为40～65岁，男女发病率无明显差异，5年生存率仅为33%。

ALCL临床表现多样，典型症状为出现外周和（或）腹腔淋巴结肿大，常伴有全身症状，尤其是高热。40%以上患者可有结外病变，结外病变最常见的部位是皮肤、骨骼、肺、肝脏和软组织，骨髓、中枢系统和胃肠等器官受累罕见。骨髓、骨骼、皮下组织和脾脏侵犯更常发生在ALK阳性ALCL。皮肤损害主要表现为局部皮肤红、肿、热、痛以及破溃、流脓。病变镜下可见数量不等的炎性细胞浸润，与ALCL表达CD30有关。CD30是肿瘤坏死因子受体家族一员，能引起肿瘤细胞及周围炎性细胞激活白细胞介素-2受体，诱导炎症因子的释放，引起炎症反应。故与伯基特淋巴瘤、大B

细胞淋巴瘤、淋巴母细胞淋巴瘤相比，ALCL病理学特征更像软组织感染。另外，单发或多发红色丘疹或结节也是原发系统性ALCL的常见形式。乳房假体相关原发系统型ALCL和原发皮肤型ALCL临床罕见，预后相对较好。

其组织学特点为ALCL肿瘤细胞弥漫分布，排列疏密不一，形态多样。肿瘤细胞体积较大，异型性明显，细胞界限尚清，呈圆形或多边形，胞质丰富、透明、嗜酸性或嗜碱性，可见核周空晕和淡染的高尔基体区。细胞核大、多型性，常呈马蹄形、圆形、卵圆形、胚胎样、分叶状或不规则形。可有双核、多核、胚胎样和镜影样细胞核，少数瘤细胞可变异，与成纤维细胞样形态类似。染色质呈粗颗粒状或为弥漫细颗粒状，有多个小的、嗜碱性核仁，由大细胞组成的病例，核仁更明显，但嗜酸性核仁很少见，核分裂象较多。肿瘤细胞有成巢和淋巴窦内生长为特点，倾向T区分布，常有滤泡残留，并可混有不同此例的中性粒细胞、嗜酸粒细胞、淋巴细胞及组织细胞等。瘤细胞间含有多量网状纤维和小血管。免疫组化特点：在ALCL诊断中，肿瘤细胞一般表达T细胞标记及ALK、TIA-1、EMA、CD68，其中ALK和CD30起着决定性的作用。ALK阴性时CD30弥漫强阳性是诊断的要点。ALK蛋白为t（2；5）基因易位产生的名为NPM-ALK（或P80）的80kd的嵌合蛋白，可引起细胞恶性转化，在间变性大细胞淋巴瘤中阳性率为60%～85%，是作为间变性大细胞淋巴瘤发病的重要分子机制。

ALCL需要与以下疾病及病变相鉴别：经典性霍奇金淋巴瘤、弥漫性大B细胞淋巴瘤、恶性黑色素瘤、未分化癌、皮肤及软组织感染，主要通过病理组织学检查明确诊断。

间变性大细胞淋巴瘤是中至高度恶性的淋巴瘤，呈侵袭性经过，系统型常为高度恶性，治疗方面以联合化疗为主，治疗效应还与高热有关。高热患者经化疗后体温稍有下降，但化疗休息期再次出现高热者的预后差。间变性大细胞淋巴瘤最重要的预后标记是免疫组化ALK的结果，ALK表达与预后密切相关。ALK阳性ALCL病例5年生存率达50%，而ALK阴性病例ALCL 5年生存率仅为33%。皮肤型间变性大细胞淋巴瘤呈惰性经过，类似低度恶性淋巴瘤。预后良好，5年生存率为90%，40%自行消退，少数多发病变会引起死亡。

（王爱红　石鸿雁　战略支援部队特色医学中心）

参考文献

[1]Vu K，Ai W.Update on the Treatment of Anaplastic Large Cell Lymphoma[J].Curr Hematol Malig Rep，2018，13（2）：135–141.

[2]Kinney MC，Higgins RA，Medina EA.Anaplastic large cell lymphoma：twenty–five years of discovery[J].Arch Pathol Lab Med，2011，135（1）：19–43.

[3]Montes–Mojarro IA，Steinhilber J，Bonzheim I，et al.The Pathological Spectrum of Systemic Anaplastic Large Cell Lymphoma（ALCL）[J].Cancers（Basel），2018，10（4）：107.

[4] 李静，孙静敏，杨晓英，等 . 以淋巴结、皮肤及骨骼受侵为首发表现的间变性淋巴瘤激酶阳性间变性大细胞淋巴瘤 1 例并文献复习 [J]. 白血病·淋巴瘤，2022，31（2）：125–128.

[5] 吴永芳，许春伟，崔淼，等 . 间变性大细胞淋巴瘤的临床病理特征合并文献复习 [J]. 实用癌症杂志，2016，（1）：151–155.

肺鳞状细胞癌足部皮肤转移

一、病例介绍

（一）病史

患者男性，71 岁，主因"发现血糖升高 18 年，左足破溃半年余"入院。

现病史：患者 18 年前 2004 年左右因脑梗死外院就诊期间发现血糖升高，经进一步检查诊断为"2 型糖尿病"，长期口服降糖药物治疗，未监测血糖。半年前患者自行剪趾甲时不慎剪破左足拇趾远端，自诉伴少许渗血、疼痛，后自行予以碘伏消毒治疗后创面逐渐扩大，就诊于我院急诊，予以换药治疗，患者创面仍愈合不理想，逐渐有骨质暴露，伴少许坏死组织，未见明显脓性分泌物，无发热等不适。1 周前就诊于我科门诊，左足 X 片提示左足第 1 趾远节趾骨局部骨质破坏并周围软组织感染可能，左足符合糖尿病足改变，予以清除坏死组织及部分趾盖。莫西沙星片 0.4 1 次 / 日抗感染治疗。今日收住入院。

既往史：既往有高血压、高脂血症 10 余年，脑梗死、冠心病病史。对磺胺类药物过敏。

个人史：吸烟 40 余年，60 支 / 日。饮白酒 30 余年，300 克 / 日。父亲因脑出血已故，母亲因肺心病已故。妹妹因肝癌、肠癌已故，余 3 人均患糖尿病、高血压。

（二）查体

1. 全身情况　脉搏 57 次 / 分，血压 143/76mmHg，余生命体征正常。BMI 22.23kg/m^2，腰围 90cm，臀围 97cm，腰臀比 0.93。心率 57 次 / 分，双侧跟腱反射减弱。双下肢无水肿，双下肢可见散在色素沉着。

2. 足部专科查体　左足拇趾远端，大小约 2cm×3cm，部分趾盖缺如，趾端创腔内可见部分灰白色坏死组织，部分新鲜肉芽组织生长，伴少许渗液及渗血，未见脓性分泌物，可探及骨质，无明显异味（病例 21 图 1）。皮温正常、感觉稍减退、足背动脉正常。

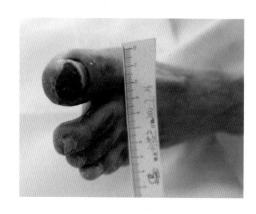

病例 21 图 1　足部照片（入院时）

（三）化验

1．糖化血红蛋白 7.2%。

2．血常规：白细胞 $4.80 \times 10^9/L$、血红蛋白 128.0g/L、血小板总数 $266.0 \times 10^9/L$、中性粒细胞百分比 66%、中性粒细胞计数 $3.14 \times 10^9/L$。

3．感染指标　C- 反应蛋白 18.0mg/L、血沉 19mm/h。

4．其他指标　白蛋白 34g/L，肌酐 88μmol/L，D- 二聚体 1.92mg/L。

5．尿常规及尿微量白蛋白（尿 ACR）均正常。

6．肿瘤标志物　甲胎蛋白、PSA、CEA 未见明显异常。

（四）检查

1．心电图：窦性心律 ST 段改变。

2．右足 X 线检查：左足第 1 趾远节趾骨局部骨质破坏并软组织感染可能。

3．胸部 CT：左下肺团片影，建议抗感染治疗后复查除外新生物，双肺微结节、动脉硬化、冠状动脉钙化斑块。附带所见：右侧第 12、左侧第 10 肋局部形态欠规则，陈旧性骨折可能性大；胸 12 椎体术后。

4．血管检查

（1）下肢血管彩超提示：双下肢动脉硬化伴多发斑块形成；双足足背动脉硬化并流速减低；双下肢深静脉及部分大隐静脉回流通畅。

（2）ABI：右侧 1.10，左侧 1.19；TBI：右侧 0.59，左足拇指破溃未做。

（五）初步诊断及依据

1．2 型糖尿病性足病并感染（左 Wagner 3 级，TEXAS 3 级 B 期），慢性骨髓炎，周围神经病变，周围血管病变。

2．高血压病 3 级（很高危组）。

3. 高脂血症。

4. 冠状动脉粥样硬化性心脏病。

5. 双肺片状影性质待定。

6. 严重骨质疏松。

二、诊疗经过及随访

诊疗经过：入院后给予胰岛素降糖、口服药物抗感染治疗。因足部 X 片提示骨质破坏，入院第 3 天行清创术，切开创面，去除表面及创面周围坏死组织，并去除余趾盖，可见创面下少许脓性分泌物流出，伴少许渗血，可见碎骨形成，给予去除（病例 21 图 2）。后常规给予局部换药，肉芽生长良好，创周皮肤逐渐上皮化（病例 21 图 3）。15 天后创面好转后出院（病例 21 图 4）。

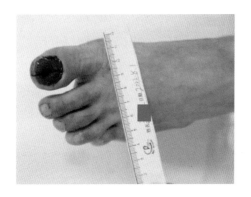

病例 21 图 2　清创切开（入院第 3 天）

注：肉芽生长良好，未见明显脓性分泌物，可探及骨质。

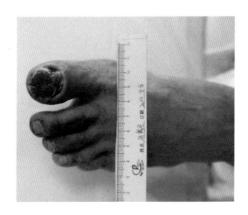

病例 21 图 3　切开 1 周后（入院第 10 天）

注：清创创口对口生长可，肉芽生长良好。

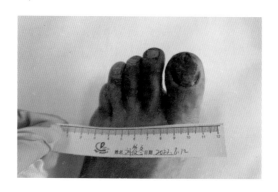

病例 21 图 4　出院前 1 天

注：创面创口对口生长可，肉芽红润，生长良好，创周皮肤局部上皮化。

随访：出院后患者自行家中换药，创面仍不愈合。出院 2 个月后因右髋部皮损于病理提示皮肤腺癌，临床除外转移性肿瘤，进一步行头部至腹股沟 PET-CT 示：①左下肺近肺门处软组织影并代谢活性增高，考虑肺癌；左下肺内前基底段条片影，无异常高代谢，考虑阻塞性炎症并部分肺不张；左下肺部分支气管黏液栓；②左侧上颌窦窦腔密度增高并部分骨质可疑破坏，前内侧伴代谢活性增高，建议组织学检查；出院后两个半月在呼吸科住院治疗，同时于我科换药治疗足部创面（病例 21 图 5），因创面仍未愈合，给予足部创面肉芽组织行组织活检（病例 21 图 6）。住院期间行支气管镜及组织病理学检查提示（病例 21 图 7）：刷片中查见鳞癌细胞。免疫组化（左侧）肺中分化鳞状细胞癌伴坏死、钙化；免疫组化结果：P40（+），GATA-3（-），NUT（-），Ki-67（约 +30%），CK5/6（+），TTF-1（-），NapsinA（-），CEA（P）（少数 +），Bcl-2（部分 +），CK7（-）。定期于呼吸内科化疗。足部创面无明显变化（病例 21 图 8）。故足部创面修正诊断为肺部鳞状细胞癌、左足拇趾转移。

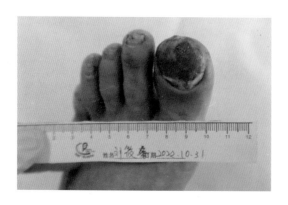

病例 21 图 5　呼吸内科住院时我科换药（出院后两个半月）

注：取肉芽组织进行病理检查。

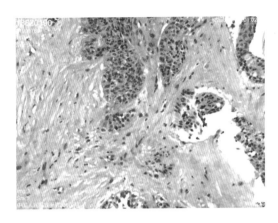

病例 21 图 6　足部肉芽组织病理检查

注：（左足甲床）中分化鳞状细胞癌。

病例 21 图 7　肺部支气管镜组织病理学检查

注：（支气管）刷片中查见鳞癌细胞。免疫组化（左侧）肺中分化鳞状细胞癌伴坏死、钙化；免疫组化结果：P40（+），GATA-3（－），NUT（－），Ki-67（约 +30%），CK5/6（+），TTF-1（－），NapsinA（－），CEA（P）（少数 +），Bcl-2（部分 +），CK7（－）。

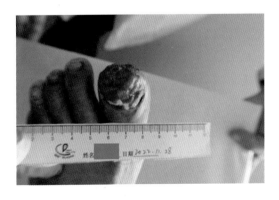

病例 21 图 8　门诊继续换药足部照片（出院 3 个半月后）

三、治疗中容易误诊的因素及治疗的体会

本患者误诊因素考虑为：①患者足部 X 片提示骨质破坏，医生仅考虑足部创面不愈合原因为骨髓炎导致，去除坏死骨质后，因肉芽生长良好，无分泌物，患者家中自行换药，未门诊就诊，医生未能及时评估创面，而延误了病理检查；②患者部分肿瘤标志物正常，住院期间未对肺部团块影进一步完善检查，仅给予抗感染治疗，患者出院后未遵医嘱 1 个月复查胸部 CT，导致确诊时间延后。

治疗体会：应加强糖尿病足病患者的健康教育，定期门诊换药，医生可根据足部创面情况，调整治疗或检查方案。对于经过糖尿病足标准治疗的慢性难愈性溃疡，如肉芽过度增生，呈外向性生长，无明显分泌物及异味，如存在长期紫外线照射、免疫抑制、感染等危险因素，应警惕皮肤鳞状细胞癌的可能，尽早进行组织病理学检查，以防贻误病情。因皮肤慢性溃疡是 cSCC 的危险因素，故对于糖尿病足溃疡，应尽快治愈，减少慢性溃疡癌变风险。

四、误诊疾病的系统介绍

（一）概述

本患者因最终支气管镜检查提示肺部鳞状细胞癌，呼吸内科考虑足部溃疡为肺部鳞状细胞癌转移灶，但临床中，对于长期不愈合的慢性溃疡，我们仍要警惕足部皮肤鳞状细胞癌可能。皮肤鳞状细胞癌（cSCC）是非黑素瘤皮肤癌（NMSC）中最常见的肿瘤之一，是一种起源于表皮和（或）附属器的角质细胞恶性增殖的常见癌症。常出现在部分皮肤病之后，或由各类癌前病变进展形成。在非黑色素瘤的皮肤癌，发病率仅次于基底细胞癌。据中国第 6 次人口普查及上海市 NMSC 流行病学调查数据估算，我国 60 岁以上人群中 cSCC 患者约 29.7 万人，中位发病年龄为 57 岁，男女比约为 2.08 ∶ 1。

（二）危险因素

cSCC 的病因及发病机制尚不明确，危险因素主要有：

1. 紫外线照射　是 cSCC 最主要的危险因素。长期日晒、特定部位的总曝光量和晒伤次数与 cSCC 的发生密切相关，且浅肤色人群风险更大。主要机制包括 DNA 损伤、细胞氧自由基破坏和皮肤免疫机制。

2. 免疫抑制　常见于长期使用免疫抑制剂的器官移植受者。实体器官移植受者 cSCC 的发生率为普通人群的 65 ~ 250 倍。造血干细胞移植受者 cSCC 的发生风险无

显著增加。

3. 感染 人乳头状瘤病毒（HPV）特别是 HPV16 或 HPV18 感染与 cSCC 有关，尤其是发生于肛门生殖器和甲周的病变。HIV 感染者患多种肿瘤的风险均增加，包括 cSCC。真菌或分枝杆菌感染引起的慢性皮肤溃疡可促进 cSCC 的发生。

4. 化学致癌物 许多常见的环境暴露因素与 cSCC 相关，包括砷剂、多环芳烃（焦油、沥青和烟尘）、亚硝胺和烷基化剂等。另外，乙醇的摄入也与患 cSCC 风险增加明显相关并呈剂量依赖性。

5. 家族史 有系统分析发现，有皮肤肿瘤家族史者患此病的风险较正常人高约 4 倍。罕见家族综合征，包括着色性干皮病、眼 – 皮肤白化病、疣状表皮发育不良、营养不良型大疱性表皮松解症在年幼时易患多发性 cSCC。

6. 其他皮肤病 光化性角化病，黏膜白斑、着色性干皮病等一系列癌前病变，可继发此病。对一些慢性炎症性皮肤病如扁平苔藓、寻常狼疮及皮肤慢性溃疡、烧伤或外伤后瘢痕也可继发 cSCC。

7. 其他因素 主要有电离辐射暴露、基因突变也是引发 cSCC 的危险因素。

（三）临床表现及分型

不同阶段的 cSCC 临床表现不同，并具有特定的临床亚型。cSCC 发生于免疫功能抑制人群或继发于瘢痕和慢性炎症部位时易发生转移。当出现淋巴结转移时，可有区域淋巴结肿大；浸润神经时，可出现感觉异常、麻木、疼痛或局部运动神经功能障碍。

cSCC 的常见的临床分型有 3 型：①原位 cSCC，又称鲍恩病（Bowen disease），表现为红色鳞屑性斑片或斑块，多发生于曝光部位，也可发生于躯干、四肢；②侵袭性 cSCC，常表现为红色角化性斑块或结节，可有溃疡，常发生于曝光部位，肿瘤呈侵袭性生长；③ cSCC 特殊亚型：包括角化棘皮瘤和疣状癌。

组织病理学检查为确诊 cSCC 的金标准。cSCC 组织细胞的异质性，应根据肿瘤分化程度最低的区域及占比综合判定其组织学分级。临床上，cSCC 需与其他良性、恶性皮肤肿瘤和伴假上皮瘤样增生的感染性、炎症性疾病鉴别。

（四）治疗

cSCC 具有侵袭性，须早期发现并及时治疗，否则若肿瘤扩散至内部器官，侵袭和破坏组织，将导致严重健康问题，甚至死亡。临床疑似 cSCC 的患者均建议组织病理检查，不建议在明确诊断前给予有创性治疗。依据 cSCC 的风险评估等级，并结合治疗可行性、功能与美观需求和患者意愿等综合考虑治疗方式。高危型 cSCC 或极高危型 cSCC 建议多学科会诊。

手术治疗是目前首选治疗方法，其他还包括激光治疗和冷冻治疗、放射治疗、光动力治疗、药物治疗、电化学治疗、基因治疗以及电动力治疗。不同复发或转移风险等级的 cSCC 处理流程及随访方案不同，正确识别 cSCC 局部复发或转移的风险因素并采取适当的处理，对防止治疗过度或不足，改善患者预后有重要意义。

（五）预后

首次诊断的 cSCC 患者中 30% ～ 50% 可能在 5 年内再次发生 cSCC。随访 10 年，cSCC 的局部复发率 3% ～ 36.8%，淋巴结转移率 2.3% ～ 26.3%。因此对 cSCC 患者随访很有必要，尤其在治疗后 2 年内应加强随访。

（王爱红　石鸿雁　战略支援部队特色医学中心）

参考文献

[1]Que S，Zwald FO，Schmults CD.Reply to："Cutaneous squamous cell carcinoma progression during imiquimod treatment"[J].J Am Acad Dermatol，2018，79（1）：e13.

[2] 中华医学会皮肤性病学分会皮肤肿瘤研究中心，中国医师协会皮肤科医师分会皮肤肿瘤学组 . 皮肤鳞状细胞癌诊疗专家共识（2021）[J]. 中华皮肤科杂志，2021，54（8）：653-664.

[3]Yen H，Dhana A，Okhovat JP，et al.Alcohol intake and risk of nonmelanoma skin cancer：a systematic review and dose-response meta-analysis[J].Br J Dermatol，2017，177（3）：696-707.

[4] 李超，陈永锋 . 皮肤鳞状细胞癌的研究进展 [J]. 皮肤性病诊疗学杂志，2019，26（1）：49-52.

[5]Flohil SC，van der Leest RJ，Arends LR，et al.Risk of subsequent cutaneous malignancy in patients with prior keratinocyte carcinoma：a systematic review and meta-analysis[J].Eur J Cancer，2013，49（10）：2365-2375.

[6]Levine DE，Karia PS，Schmults CD.Outcomes of Patients With Multiple Cutaneous Squamous Cell Carcinomas：A 10-Year Single-Institution Cohort Study[J].JAMA Dermatol，2015，151（11）：1220-1225.

2型糖尿病合并糖尿病足感染?

一、病例介绍

（一）病史

患者男性，47岁，主因"1天前患者洗澡时发现左足背红肿，无破溃，无发热"，拟"糖尿病足"再入我科治疗。

现病史：糖尿病病史10年，1年余前出现右足底及右足第3趾破溃，伴发热，至我科住院，诊断为"2型糖尿病、糖尿病足病、糖尿病性视网膜病变、糖尿病性周围神经病、动脉粥样硬化"，予降糖、抗感染及局部换药等治疗后好转出院，出院后予二甲双胍、阿卡波糖、格列齐特片控制血糖，未监测血糖。

既往史：既往有乙型肝炎病史，父母、兄弟姐妹均有糖尿病。

（二）查体

1. 全身检查　生命体征正常，心肺腹无特殊，双下肢无水肿。

2. 专科查体（病例22图1）　左足背可见大面积红肿，无压痛，皮温略高于右足。踝反射缺失，温度觉异常，压力觉存在，双侧足背动脉及胫后动脉搏动好。

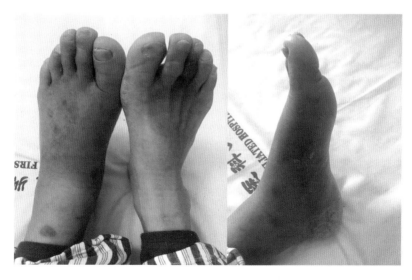

病例22图1　左侧为左足背侧面照，右侧为左足内侧面（胫侧）照

（三）化验

1. 糖化血红蛋白 10.7%。

2. 血常规　白细胞总数 $5.31 \times 10^9/L$，血红蛋白 136g/L，血小板总数 $89 \times 10^9/L$。

3. 感染指标　C-反应蛋白 32.2mg/L。

4. 其他　丙氨酸氨基转移酶 153U/L，天冬氨酸氨基转移酶 83U/L，白蛋白 35.5g/L，肌酐 57μmol/L。

5. 尿白蛋白/肌酐 75.5mg/g。

（四）检查

1. 足部 X 线　左侧第一跖骨骨折（病例 22 图 2）。

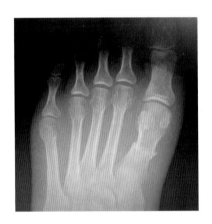

病例 22 图 2　左足 X 线照片，可见第一跖骨骨折

2. 右足 ABI 1.00，左足 ABI 1.09。血管彩超：左侧颈动脉内-中膜增厚，两侧椎动脉无明显异常；两侧下肢大动脉粥样硬化，两侧下肢深静脉无明显异常发现。

3. CT　冠脉钙化、肝硬化、脾大。

（五）初步诊断

2 型糖尿病合并糖尿病足感染？

二、诊疗经过

患者入院后予胰岛素泵降糖、恩替卡韦片抗病毒、硫辛酸营养神经、复方甘草酸苷片（美能）护肝、哌拉西林他唑抗感染等对症支持治疗。治疗过程中患者体温一直正常，常规足部摄片中发现左足第一跖骨骨折，追问病史，患者 3 天前搬桌子的时候曾被桌子压倒足部，当时无明显疼痛。遂联系骨科医生会诊，建议手术治疗，患者拒绝手术并要求出院。

三、治疗中容易误诊的因素及治疗的体会

本例患者1年余前出现过右足底及右足第三趾破溃，诊断糖尿病足，于我科降糖、抗感染及局部换药等治疗。此次患者再发左足背红肿，CRP升高，同时血糖控制较差，易误诊为糖尿病足感染。

骨折的一般表现为局部疼痛、肿胀及功能障碍，严重时也可伴随全身症状（如发热、休克等），该患者因为既往有糖尿病、糖尿病性周围神经病，因此骨折后无疼痛，仅表现为红肿，易误诊为糖尿病足感染。

四、误诊疾病的系统介绍

骨折是指骨的完整性和连续性中断。造成骨折的因素很多，包括直接暴力、间接暴力、肌肉拉伤、积累劳损、骨骼疾病等。

（一）骨折的临床表现

1. 全身表现

（1）休克：对于多发性骨折、骨盆骨折、股骨骨折、脊柱骨折及严重的开放性骨折，患者常因广泛的软组织损伤、大量出血、剧烈疼痛或并发内脏损伤等而引起休克。

（2）发热：骨折处有大量内出血，血肿吸收时体温略有升高，但一般不超过38℃，开放性骨折体温升高时应考虑感染的可能。

2. 局部表现

（1）骨折的一般表现：局部疼痛、肿胀和功能障碍。骨折时，骨髓、骨膜以及周围组织血管破裂出血，在骨折处形成血肿，以及软组织损伤所致水肿，致病肢严重肿胀，甚至出现张力性水疱和皮下瘀斑，由于血红蛋白的分解，可呈紫色、青色或黄色。骨折局部出现剧烈疼痛，特别是移动病肢时加剧，伴明显压痛。局部肿胀或疼痛使病肢活动受限，若为完全性骨折，可使受伤肢体活动功能完全丧失。

（2）骨折的特有体征：①畸形：骨折端移位可使患肢外形发生改变，主要表现为缩短、成角、延长；②异常活动：正常情况下肢体不能活动的部位，骨折后出现异常活动；③骨擦音或骨擦感：骨折后，两骨折端相互摩擦撞击，可产生骨擦音或骨擦感。

（二）骨折的诊断

骨折的诊断主要依据外伤史、主诉、体征及X线检查。

1. 病史

（1）外伤史：除详细询问遭受暴力的时间、方向以及患者身体或肢体的姿势等外，

尚应了解致伤物的种类、致伤场所及外力作用形式等，这些对伤情的判定、诊断及治疗方法的选择都至关重要，特别是脊柱损伤的诊断与治疗。

（2）急救和院外治疗史：在现场及从现场转运到医院前的急救及其治疗过程，其中尤其应了解伤肢的感觉与运动改变、止血带的使用情况、脊柱骨折患者搬动时的姿势、途中失血及补液情况，以及用过何种药物等。

（3）既往史：主要了解与骨折有关的病史，包括有无骨关节疾患，有无骨质疏松或内分泌紊乱，以及心、肺、肝、肾功能等，不仅与某些骨折的判定关系密切，且常影响到治疗方法的选择及预后。

2．骨折的症状

（1）疼痛：骨折局部出现剧烈疼痛，特别是运动患肢时加重，伴明显压痛，加之局部肿胀和疼痛可使患肢活动受限。

（2）休克：患者因大量出血（出血量大者可达 2000ml 以上）、剧烈疼痛或并发内脏损伤引起休克。

（3）体温升高：一般骨折后体温正常，当存在骨折部位血肿吸收时，体温可略升高，通常不超过 38℃。开放性骨折患者体温升高主要原因是感染。

（4）并发症：是指主要由骨折所导致的并发症。除早期休克及脂肪栓塞综合征外，中、后期易发生坠积性肺炎、泌尿系统感染、压疮等，都需要密切观察，及早发现。

3．骨折的体征　畸形，异常活动，骨擦音或骨擦感。以上三种体征只要发现其中之一，即可确诊。

4．骨折的其他表现　局部压痛，局部肿胀与瘀斑，功能障碍，叩击痛。

5．实验室检查　一般无特殊改变，但在 24 小时后，视骨折的程度不同可出现白细胞计数升高或略有增加；血细胞沉降率也可略升高。

6．影像学检查

（1）普通 X 线片检查：X 线摄片检查能显示临床检查难以发现的问题，如不全骨折、深部骨折、小片撕脱骨折或斜骨折面错位等。即使临床上已表现为明显骨折者，X 线摄片检查也是必要的，可以帮助了解骨折的类型和骨折段移位情况，对于骨折的治疗具有重要指导意义。绝大多数骨折可通过 X 线摄片进行确诊，并且是分型及治疗方法选择的主要依据。

（2）CT 检查：对于关节内骨折、复杂骨折（如骨盆、髋臼骨折）等隐匿性骨折具有重要的意义。通过 CT 或 CT 重建能够准确判断骨折块的大小、数量，关节面的损伤、塌陷程度，为术前的规划、手术入路的选择提供参考。目前，关节骨折术前常规

CT检查和三维重建已被广泛认为是标准流程。

（3）MRI检查：可判断软组织损伤情况，比如脊髓损伤的程度及其与椎骨骨折的关系，肩、髋及膝关节内韧带的损伤情况，以及关节囊的状态等；也可用于一些隐匿骨折的诊断。

（4）造影：如脊髓造影、关节内造影及血管造影等，目前较少使用。

（三）骨折的治疗

骨折的治疗有三大原则：复位、固定、康复治疗。

1. 复位　是成功治疗骨折的关键步骤。复位的目标是将骨折后发生移位的骨折断端重新恢复正常或接近原有解剖关系，以重新恢复骨骼的支架作用。复位的方法有闭合复位和手术复位。

2. 固定　骨折固定的基本目标是稳定骨折，使受伤的骨快速愈合，并恢复受伤肢体的早期活动和全部功能。常用的外固定方法有小夹板、石膏绷带、外固定支架、牵引制动固定等。内固定方法有通过手术切开用钢板、钢针、髓内针、螺丝钉等。

3. 功能锻炼及康复　通过受伤肢体肌肉收缩，增加骨折周围组织的血液循环，促进骨折愈合，防止肌肉萎缩，通过主动或被动活动未被固定的关节，防止关节粘连、关节囊挛缩等，使受伤肢体的功能尽快恢复到骨折前的正常状态。

（朱　虹　温州医科大学第一附属医院）

参考文献

[1] 谈谈基本的骨折概论 [J]. 中国医学创新，2017，14（18）：封3.

[2] Sabbagh MD，Morsy M，Moran SL.Diagnosis and Management of Acute Scaphoid Fractures[J].Hand Clin，2019，35（3）：259-269.

[3] Bica D，Sprouse RA，Armen J.Diagnosis and Management of Common Foot Fractures[J].Am Fam Physician，2016，93（3）：183-191.

[4] 徐春福，褚瑞华，高丽娟，等 .CT 对隐匿性骨折的诊断价值 [J]. 临床放射学杂志，1998，17（4）：247-248.

[5] Clementson M，Thomsen N，Björkman A.Diagnostik och behandling av akuta skafoideumfrakturer [Scaphoid fractures-Guidelines for diagnosis and treatment][J].

Lakartidningen，2019，116：FL9M.

[6]Babst R，Beeres FJP，Link BC.Definitionen und Erklärungen zum Thema Frakturreposition [Definitions and explanations on the topic of fracture reduction][J].Unfallchirurg，2019，122（2）：88-94.

[7]Taljanovic MS，Jones MD，Ruth JT，et al.Fracture fixation[J]. Radiographics，2003，23（6）：1569-1590.

糖尿病合并类风湿的严重感染性溃疡

一、病例介绍

(一)病史

患者男性，63岁，主因"双足发绀破溃4个月，加重5天"入院。

现病史：4个月前患者无明显诱因出现双足发绀，足趾破溃，伴静息痛，双足及双小腿麻木，就诊于外院风湿免疫科，考虑为"类风湿血管炎、周围神经病变"，予甲强龙治疗，同时予硫酸羟氯喹、雷公藤多苷、环磷酰胺治疗，患者发绀麻木未见明显好转，遂加用托珠单抗，患者发绀麻木减轻，足趾破溃无明显好转，出院后激素治疗序贯为甲泼尼龙40mg qd 口服，逐渐减量，余治疗同前。5天前患者无明显诱因出现左足背肿胀、疼痛，迅速破溃，大量渗出，形成溃疡，足趾破溃较前加重，出现左足第2、第3趾及右足第2、第4趾坏疽，右踝后方同时出现破溃渗出，溃疡形成，无发热，就诊于当地医院治疗，未见好转来诊。

既往史：既往类风湿性关节炎6年，关节肿痛反复发作，双足麻木10个月。2型糖尿病2年，目前皮下注射胰岛素及口服阿卡波糖治疗，平素血糖控制欠佳；发现下肢缺血4个月，保守治疗；发现甲状腺结节、慢性浅表性萎缩性胃炎、反流性食管炎、低钾血症4个月。3个月前输注第2针托珠单抗后出现左上肢屈侧及左肩痛性水疱，不痒，后逐渐破溃，外院予局部"消炎、抗病毒"后好转。

个人史：吸烟30余年，1包/天，6个月前戒烟。社交饮酒，6个月前戒酒。

(二)查体

1. 全身检查 生命体征平稳，心、肺、腹查体无阳性体征，双下肢可凹性水肿。

2. 专科查体 双足、双小腿发绀，网状青斑，双足明显。左足第2、第3趾及右足第2、第4趾坏疽，左足肿胀明显，足背坏死，坏死组织膨出，脓性渗出，轻度异味，见病例23图1、病例23图2、病例23图3，右足跟后方多发溃疡，肌腱外露，炎性肉芽。双小腿可凹性水肿，左侧明显，双腘动脉可及，双足背动脉未及，双足Buerger征阳性，双足指压试验阳性，双足皮温低，双足触觉、痛觉、温度觉减退。

（三）化验

1. 糖化血红蛋白 7.2%。

2. 血常规　白细胞 15.2×10^9/L，N% 76%，血红蛋白 169g/L，血小板 236×10^9/L。

3. 感染指标：降钙素原 0.21ng/ml，血沉 53mm/h，高敏 C- 反应蛋白 81.44mg/L。细菌涂片：G^-（4+）；细菌培养：大肠埃希菌 3+；对阿莫西林/克拉维酸、阿米卡星、头孢哌酮/舒巴坦、亚胺培南、美罗培南、米诺环素、头孢他啶、哌拉西林/他唑巴坦、头孢西丁、替加环素、厄他培南敏感，对环丙沙星、头孢曲松、头孢吡肟、左氧氟沙星、头孢呋辛酯，复方新诺明耐药。

4. 其他指标　空腹静脉葡萄糖 8.3mmol/L，D- 二聚体 0.801mg/L，尿素 9.9mmol/L，尿酸 417μmol/L，乳酸脱氢酶 378U/L，α- 羟丁酸脱氢酶 330U/L，白蛋白 32.8g/L，前白蛋白 466mg/L，类风湿因子 448U/ml、抗 CCP 抗体（+）、p-ANCA（+）1 ：10。

5. 尿常规　尿比重 1.012，尿 pH 7.5。

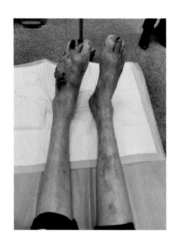
病例 23 图 1　双小腿、双足发绀

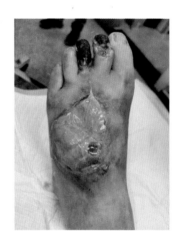
病例 23 图 2　左足湿性坏疽

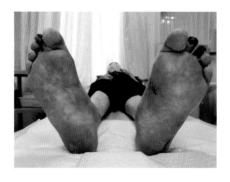
病例 23 图 3　双足重度缺血，发绀，足趾坏疽

（四）检查

1. 足部 X 线　左足第 1 趾骨、第 5 跖骨头骨质破坏，右足第 5 跖骨远端骨质缺损。

2. 双足 CT　双足多发囊状影，以关节面下为著；左足关节内滑膜及软组织弥漫性增厚、肿胀并足背部局部软组织破损伴多发积气，并左足第 3 足趾骨质破坏伴积气，考虑感染所致。

3. 双下肢超声　双下肢动脉粥样硬化伴小斑块形成。

4. 双下肢 CTA　双侧腘动脉及以远动脉造影剂充盈欠佳、无法评估管腔情况；右髂总动脉少许粥样硬化改变伴轻度狭窄、右髂内动脉局限性略增粗；左膝关节、双踝关节构成骨及双侧髌骨多发囊状低密度骨质破坏灶，结合病史考虑 RA 所致。

5. 肌电图及诱发电位　双下肢周围神经源性损害、双下肢皮肤交感反应异常。

6. 胸部 CT　双肺少许间质性病变，双肺索条、少许炎性病变不除外，右肺少许硬结钙化灶，双侧胸膜肥厚，心包少量积液，甲状腺右叶结节。

7. 超声心动图　主动脉瓣退行性变，左室舒张功能减低（Ⅰ级），少量心包积液。

（五）初步诊断及依据

1. 左足湿性坏疽，左足感染原因待查：糖尿病足？免疫性溃疡继发感染？

2. 类风湿关节炎。

3. 慢性动脉硬化闭塞症。

二、诊疗经过及随访

患者左足湿性坏疽诊断明确，全足积液、积气明显，重症感染，存在感染性休克、危及生命可能，因此第一步需尽快控制感染，挽救患者生命。先予切开引流，送细菌培养，同时启动静脉抗炎，监测并控制血糖，口服药改善循环。

感染改善后，血糖监测显示患者血糖无明显异常升高，糖化血红蛋白 7.2%。水肿消退后查体，足部缺血改善，双足背动脉可及，双小腿及双足网状青斑开始消退，而糖尿病足为长期的高血糖造成的下肢神经和血管不可逆损害而诱发的足部溃疡感染，患者的血糖水平和可逆的血管损害不符合糖尿病足的诊断，因此需进一步追查患者足部感染的病因，至风湿免疫科住院治疗。

入院后完善检查：类风湿因子 104U/ml，C-反应蛋白 0.16mg/L，血沉 2mm/h，p-ANCA、c-ANCA、MPO-ANCA、PR3-ANCA 均为（-），免疫球蛋白 G 4.53g/L，免疫球蛋白 M 0.551g/L，补体 C3 0.705g/L，补体 C4 0.103g/L，抗凝血酶Ⅲ 127%，蛋白 C 活性 186%，纤维蛋白原 1.97g/L。患者既往类风湿关节炎诊断明确，11 个月以来逐

渐出现双足麻木、间歇跛行、静息痛，双足发绀破溃 4 个月，外院风湿免疫科启动激素冲击及免疫抑制剂治疗后，患者发绀麻木减轻，化验对比免疫指标明显好转，类风湿性关节炎治疗有效。为什么类风湿指标好转而感染反而加重呢？

免疫抑制治疗是一把双刃剑，原发病控制同时，免疫治疗抑制了机体正常的免疫反应，也降低了组织活力。而患者足趾溃疡处已是细菌入侵的门户，当患者抵抗力降低时，可以发生严重感染并迅速进展，因此本次感染加重，排除糖尿病足，排除类风湿溃疡，考虑为类风湿血管炎治疗过程中继发感染。此时患者类风湿已度过活动期进入稳定期，因此予甲泼尼龙 16mg qd、硫酸羟氯喹 0.1 bid、雷公藤总贰 2 片 tid、环磷酰胺 50mg qod 口服维持治疗，不调整，同时继续抗感染治疗，加强伤口卫生。

经过两周的局部引流、静脉抗炎、改善缺血及原发病控制，患者足部进入坏死稳定期，但左足部分坏疽已不可逆，遂局麻下行左足第 2、第 3 趾截趾、肌腱清理、清创修整术（病例 23 图 4），术后患者足部引流通畅，坏死减少，肉芽屏障初步建立，患者要求回当地医院治疗，予出院，足部予复方黄柏液湿敷方案，伤口逐渐缩小，总共历时 5 个月伤口愈合（病例 23 图 5）。

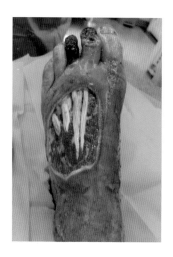

病例 23 图 4　清创，截除第 2、
第 3 趾，去除坏死肌腱

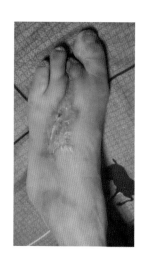

病例 23 图 5　伤口愈合

三、治疗中容易误诊的因素及治疗的体会

1. 糖尿病与类风湿血管炎，谁是主因　糖尿病足是糖尿病患者因下肢远端神经异常和不同程度的周围血管病变引起的足部感染、溃疡和（或）深层组织破坏，严重者累及肌肉和骨组织。糖尿病足患者常以足部的感染为首发症状，且感染进展迅速，

短短几天就可以从软组织的感染进展到腱鞘炎、骨髓炎，或者以骨髓炎、坏死性筋膜炎为首发，迅速出现感染性休克。

此患者由足趾破溃到足部湿性坏疽仅5天，感染进展迅速，且合并糖尿病，平素血糖控制欠佳，将糖尿病足列为诊断似乎合乎逻辑，但仔细分析发现，患者糖化血红蛋白及入院监测血糖均无明显异常升高，而糖尿病足患者感染病因多为血糖控制差，出现重症感染者糖化血红蛋白多大于10%，监测血糖常常异常升高，此患者不符合，需要考虑更深层次的病因。此患者下肢远端血管闭塞为主，出现小腿及足部的网状青斑、发绀及足趾坏疽，同时伴有神经病变症状，即感觉减退和麻木，经激素及免疫抑制剂治疗后下肢血供感觉改善，因此，考虑原发病为类风湿血管炎。但免疫治疗同时抑制了患者正常的免疫反应，导致抗感染能力下降，在机体抵抗力低时容易爆发感染，出现足部湿性坏疽，因此考虑为类风湿血管炎在免疫治疗后继发感染。

2. 类风湿血管炎与慢性动脉粥样硬化闭塞症　慢性动脉粥样硬化闭塞症多发生在中老年人，有全身动脉硬化的表现，病变者多在较大血管，如髂、股动脉段，血管造影显示示管壁呈虫蚀样改变，可见多发钙化。主要病理表现为内膜出现粥样硬化斑块，中膜变性或钙化，腔内有继发血栓形成，最终使管腔狭窄，甚至完全闭塞，多为慢性不可逆病程，缺血依靠动脉成形或侧支循环建立来改善。类风湿血管炎多为远端动脉炎，血管全层均有单核细胞浸润，急性病变可有纤维素样坏死，血管内膜的增生可引起血管管腔闭塞，血管造影近端血管管壁光滑，远端突然中断或消失。

此患者就诊时远端血管闭塞缺血明显，经过治疗后缺血改善明显，说明缺血是小动脉痉挛为主，原发病控制，感染减轻后，痉挛解除，动脉搏动恢复。双下肢CTA示双侧腘动脉及以远动脉造影剂充盈欠佳；右髂总动脉少许粥样硬化改变伴轻度狭窄、右髂内动脉局限性略增粗，从临床进程及影像来分析，更支持类风湿血管炎诱发下肢缺血。

四、误诊疾病的系统介绍

糖尿病足湿性坏疽：当足部严重感染出现在同时合并糖尿病和免疫性疾病病例中时，需鉴别足部感染的病因，高血糖可导致足部坏疽，通常血糖持续较大异常，造成了神经、血管损害，诱发的足部溃疡感染，才是真正的糖尿病足。常见的糖尿病足类型为坏死或外伤致感染加重，造成湿性坏疽，病情凶险，控制不好，很容易造成感染中毒性休克，危及生命，或造成肢体残疾。

类风湿性溃疡：类风湿性关节炎是常见病、多发病，老年患者常有此并发症。但是，活动的类风湿可以引起溃疡，也可以继发感染，但通常进展较慢，以局部感染为主。

类风湿血管炎是类风湿性关节炎的关节外表现之一，临床上可见于以下几种形式：①远端动脉炎（从片状出血至坏疽）；②皮肤溃疡（包括坏疽性脓皮病）；③外周神经病变；④心包炎，⑤内脏动脉炎（包括心脏、肺、肠、肾、肝、脾、胰腺、淋巴结和睾丸）；⑥四肢的无菌性骨坏死；⑦紫癜。类风湿血管炎病理上为全动脉炎，血管全层均有单核细胞浸润，急性病变可有纤维素样坏死，血管内膜的增生可引起血管管腔闭塞，手指末端闭塞性动脉炎是最常见的血管炎。

血管神经病变也可能是血管炎的唯一表现。轻度的远端感觉神经病变和严重的感觉运动神经病变（复合运动神经炎）是两种主要的类型。后一种在神经活检标本上以动脉的严重病变为特征。前者的症状是感觉障碍或炽热感，伴触觉减退以及肢体远端麻木感。复合运动神经炎除感觉异常外有肌无力的表现（如垂足），症状、体征和多动脉炎类似。

类风湿性疾病的激素治疗、免疫抑制剂的治疗，都可以因不良反应而造成抗感染能力进一步下降，有爆发感染风险，也需要鉴别诊断。

（赵景会　张　龙　北京大学第三医院）

参考文献

[1] 郭文正. 实用类风湿性关节病学 [M]. 天津：天津科学技术出版社，2000.06.

下肢类风湿性溃疡

一、病例介绍

（一）病史

患者女性，82岁，主因"双下肢、足背部皮肤反复溃疡5年余"入院。

现病史：患者5年前发现踝部溃疡，就诊于附近社区门诊，伤口持续不愈合，经我中心治疗，溃疡缓慢愈合。近2年溃疡复发，波及小腿、足背部，伴有疼痛，影响睡眠，且进行性加重。

既往史：下肢水肿60年余；膝关节、近端指间关节、掌指关节肿胀疼痛40余年，活动后缓解，诊断类风湿性关节炎，用过来氟米特，甲泼尼龙等治疗；高血压病史40年；发现房室传导阻滞、频发房性早搏、室性早搏5年，曾有多次心衰发作；发现腹主动脉粥样硬化伴动脉瘤形成、双下肢动脉硬化闭塞症9个月。53年前剖宫产手术史。

（二）查体

1. 全身检查　生命体征正常。心、肺、腹查体正常。

2. 专科查体　双下肢、足背部（左侧为著）多发大小不一瘀点、紫癜、皮肤坏死，多发溃疡，部分融合成大的溃疡。溃疡表面部分灰白坏死的组织，少量肉芽生长，周围充血性红晕，触痛（病例24图1A、B、C）。双足背动脉及胫后动脉、腘动脉未扪及，双股动脉可及正常搏动。双足Buerger征阳性。双足皮温略低，指压试验阳性。

（三）化验

1. 糖化血红蛋白5.5%

2. 血常规：白细胞5.6×10^9/L、红细胞3.05×10^{12}/L、血红蛋白108g/L、血小板217×10^9/L。

3. 免疫指标：C-反应蛋白1.17mg/dl、血沉64mm/h；抗环瓜氨酸抗体409U/ml、类风湿因子649U/ml、抗核抗体斑点型1∶320；抗磷脂综合征抗体、抗中性粒细胞胞质抗体、肿瘤标志物未见异常。

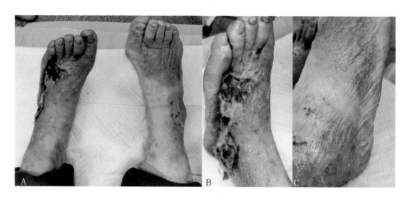

病例 24 图 1　专科查体

注：图 1C：入院时情况。可见双足皮肤干燥，点状黑褐色坏死结痂，左足大面积皮肤破溃，溃疡形成，伤口渗出不多，表面污秽结痂，肉芽生长差，伤口周围轻度充血性红斑，基底轻度肿胀。右外踝处皮肤溃疡，渗出少量，表面脓浆痂。双足皮温低，足背动脉、胫后动脉未扪及。

4. 细菌培养：铜绿假单胞菌。

5. 其他指标：白蛋白 31.6g/L、尿素氮 12.4mmol/L、肌酐 101μmol/L、D 二聚体＜ 0.15mmol/L；尿常规未见异常。

（四）检查

1. 足部 X 线检查，左足骨质未见异常。

2. 超声心动图　左房增大，二尖瓣增厚，升主动脉增宽，室间隔基底段增厚，二尖瓣反流，主动脉瓣反流，三尖瓣反流，肺动脉高压，左室扩张功能减退，左房压增高，LVEF 62%。

3. 动态心电图　窦性心律，频发室早，成对房早、短阵房速，房早三联律，频发室早，成对室早，室早二联律，室早三联律。

4. 双下肢静脉 B 超　未见明显血栓。

5. 骨密度检查　骨质疏松。

6. 腹及双下肢 CTA　腹主动脉粥样硬化伴动脉瘤形成，双下肢动脉硬化闭塞症，双股浅动脉闭塞，远端动脉多发狭窄、闭塞。

（五）初步诊断及依据

1. 下肢慢性动脉硬化闭塞症坏疽。

2. 类风湿性溃疡？糖尿病足？

二、诊疗经过及随访

多发反复复发溃疡，造成严重疼痛，愈合困难。明确并去除病因，是改善预后的关键。现有病因中，足部缺血诊断明确。但患者一般情况差，心功能不全，动脉手术重建的风险较高，先给予保守治疗。予口服西洛他唑、胰激肽原酶肠溶片改善微循环，观察能否改善病情。监测血糖。静脉抗铜绿假单胞菌感染。氨甲蝶呤、羟氯喹口服治疗，加强控制类风湿。足部加强伤口卫生。

入院后，血糖评估均整体在正常范围，排除糖尿病可能。

评估类风湿对溃疡的影响。病理检查回报：局灶溃疡伴肉芽组织增生，局灶真皮浅层见个别微血栓形成，闭塞性血管炎改变；周围表皮角化不全，上皮脚处长，真皮小血管增生伴较多量淋巴细胞、浆细胞浸润。考虑免疫相关性溃疡存在。予口服利伐沙班预防微血栓；沙利度胺，抑制炎症反应、免疫调节。患者溃疡开始好转，感染减轻，伤口疼痛缓解，继续门诊换药。

3个月后病情再加重，左足背部溃疡突然增多，外侧溃疡融合成大片（病例24图2），足多处皮肤坏死、末梢坏疽，疼痛剧烈，再次入院治疗，启动静脉抗感染；使用甲强龙冲击治疗，后因便潜血阳性，怀疑消化道出血，停用利伐沙班；餐后血糖升高，考虑类固醇激素引起的应激性糖尿病，予口服拜糖平控制血糖。感染控制后，足跟及足趾多发坏死未再扩大，溃疡无生机，但疼痛缓解（病例24图3），暂出院门诊治疗。

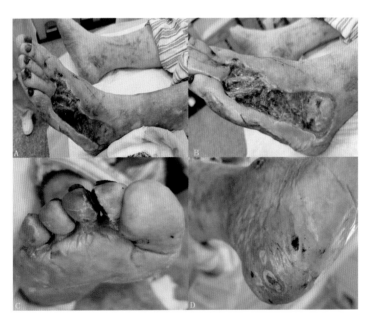

病例24图2 再次加重返院

注：可见左足背部溃疡面积稍扩大，坏死增多，皮肤、皮下全层坏死，趾伸肌腱裸露，部分坏死，伤口大量渗出，感染肉芽。右足第2、第3趾远端坏死，发黑，足跟处新发破溃，溃疡形成。伤口周围充血性红斑，基底轻度肿胀。

患者在出院后 4 个月，病情再次反复，疼痛加剧，重度影响睡眠，诱发心脏功能衰竭而死亡。

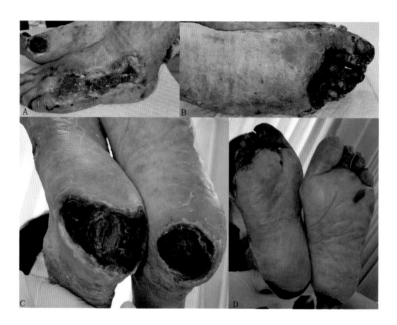

病例 24 图 3　出院前情况

注：左足先发坏死形成的溃疡面积较前缩小，坏死稳定，少量黏稠脓性分泌物，溃疡边缘部分成坡，少量上皮爬行。双足跟溃疡，黑褐色较厚结痂，少量渗出，坏死稳定。右足 5 个足趾、拇趾囊关节处、左足第 2 及第 3 趾远端部分坏疽，少量脓性分泌物，组织未分界。跖部皮肤轻度发绀。疼痛减轻，但病情随时有再恶化风险。

三、治疗中容易误诊的因素及治疗的体会

本案例中，患者老年女性，长期类风湿关节炎病史，双股动脉闭塞，下肢缺血诊断明确。但因间断心衰，无法手术重建动脉。经扩血管治疗，效果不明显。需要警惕微循环障碍相关疾病，如糖尿病足、免疫性溃疡等。不是所有发生在足部溃疡都和糖尿病足联系在一起。该病人无糖尿病病史，有严重疼痛性溃疡，加之自身免疫性疾病，糖尿病足可以除外。此患者除外糖尿病足后，首先考虑类风湿引起的溃疡、激素或免疫抑制剂的不良反应诱发感染等。

免疫性溃疡多呈现散在、多发、小片状、肉芽生长差、治疗反应不佳的特点，往往难愈合，但通常进展较慢。由于诊断及治疗周期漫长，长期的伤口存在，极易出现耐药菌感染。血沉、C-反应蛋白是反映疾病活动程度的重要指标。在疾病活动期，要积极地治疗原发病，对伤口的处理以保护性换药、引流、压制细菌生长为主，谨慎清创；

疾病稳定后，积极地纠正缺血，积极地选择再生医学手段闭合伤口。

但免疫性溃疡继发感染，病情可以在短时间内迅速恶化，小溃烂连成片，并且向组织深方侵犯，造成深筋膜破坏，肌腱暴露，甚至骨髓炎。与本案例中，后期的快速加重过程完全一致。经过抗生素治疗也有一定效果。但是，一旦停药，溃疡的初始病因未去除，病情又会反复。

因此，每次控制感染后，治疗原发病是改善预后的关键。其中，下肢缺血以保守治疗为主，无效后，希望手术重建动脉，但患者心功能恶化，没有手术的机会。另一个关键病因是类风湿进展。虽然积极风湿免疫科治疗，病情能有改善，仅能使病情尽量不活动，但无法改变40余年的累积损害。积极抗感染治疗，也仅仅是暂停了感染破坏，伤口没有修复能力，长期暴露，感染非常容易反复。患者也不接受截肢治疗，尤其看到右下肢也开始了与左下肢相同的表现，彻底丧失了治疗希望，最终死亡。

四、误诊疾病的系统介绍

血糖波动在严重溃疡、坏疽患者中非常常见。发现血糖异常的足部溃疡，不一定是糖尿病足。要追查血糖波动情况。通常血糖持续较大异常，造成了神经、血管损害，诱发的足部溃疡感染，才是真正的糖尿病足。常见的糖尿病足类型为坏死或外伤致感染加重，造成湿性坏疽，病情凶险，控制不好，很容易造成感染中毒性休克，危及生命，或造成肢体残疾。这种情况常见于年龄不大的青中年人。另一种类型常见于年龄偏大的人群，由于长期的血糖控制不佳，造成血管不可逆的狭窄或闭塞，引起远端组织的干性坏疽，我们常称为慢性动脉闭塞硬化症。

类风湿性关节炎是常见病、多发病，老年患者常有此并发症。但是，活动的类风湿可以引起溃疡，类风湿性疾病的激素治疗、免疫抑制剂的治疗，都可以因不良反应而造成感染、溃疡，也需要鉴别诊断。

慢性动脉硬化闭塞症，可造成下肢末梢缺血，诱发溃疡及坏疽，也需要鉴别诊断。通常易出现肢体末梢的干性坏疽，而不出现在足跟、小腿。坏死后可以长期维持现状，不接触水一般不易感染，这个时候治疗以改善下肢血供为主，只有血供改善，伤口愈合才有可能。

（黄二顺　张　龙　北京大学第三医院）

硬皮病坏疽误诊糖尿病足

一、病例介绍

（一）病史

患者女性，60 岁，主因"下肢溃疡、多趾坏疽 8 个月余"入院。

现病史：8 个月前患者右足背外侧皮肤外伤后破溃，疼痛逐渐加重，VAS 6 ~ 7 分，当地医院考虑皮肤软组织感染给予头孢类抗生素（具体不详）抗感染治疗，感染减轻但溃疡不愈合。4 个月前双足凉，双足出现多发溃疡，伴左足趾端坏死继发感染（病例 25 图 1），就诊于当地另一家医院，诊断为糖尿病足，予抗感染、溃疡规律换药治疗，感染减轻，但双足趾端溃疡、坏死均无法愈合（病例 25 图 2），为求进一步诊治就诊于我院。

既往史：30 年前出现双手雷诺现象，考虑雷诺病、脉管炎，予中药治疗。20 余年前出现面神经麻痹，10 余年前出现高血压病，4 年前出现 2 型糖尿病（目前使用三餐前门冬胰岛素各 6U，睡前甘精胰岛素 8U），4 年前因胰腺瘤、胆汁淤积行"胰腺瘤切除＋胆囊切除术"。2 年前受凉后出现右手示指小溃疡，未予诊治。随后出现双手多发反复小溃疡伴指腹萎缩、皮肤萎缩变薄、皮下组织及肌肉萎缩、硬化，并逐渐出现右手示指指骨吸收，双手小溃疡及末梢发绀渐加重（病例 25 图 3）。

（二）查体

1. 全身检查　生命体征正常。面具脸，额纹变浅。双肺呼吸音粗，未闻及干湿性啰音，心界扩大，各瓣膜听诊区未闻及病理性杂音。双下肢轻度水肿。

2. 专科查体　左足第 1 ~ 2 趾发黑坏疽，第 3 ~ 4 趾尖坏疽，第 5 趾外侧溃疡；第 1、第 2 趾根部少量黏稠渗出，有异味；足跟干裂，破溃；右足第 1 趾内侧、第 3 趾尖、第 5 趾外侧溃疡，结痂，甲板增厚变形，伤口渗出不明显，有异味，足跟溃疡，较左侧为著，结痂。双足皮温凉，双腘动脉及足背、胫后动脉搏动消失，指压试验阳性，Buerger 征阳性。双足温度觉减弱，振动觉、针刺觉正常。双足 10 克尼龙单丝试验阴性。肘部及膝部远端皮肤发硬，呈蜡样光泽。双手拇指指尖、双手示指第二掌指关节及指尖、左手环指指尖小溃疡，右手示指远端指骨短缩畸形。

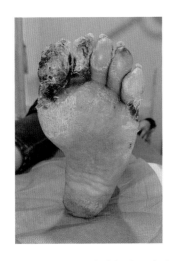

病例25图1 左足末梢坏疽继发感染

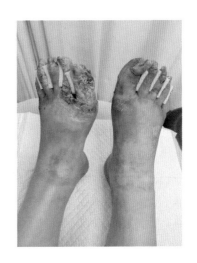

病例25图2 双足多处皮肤及软组织
坏死，趾端坏疽

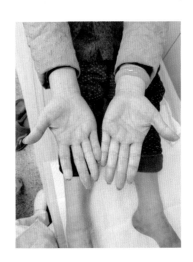

病例25图3 双手末梢多处反复发作小溃疡，伴末梢雷诺现象

（三）化验

1. 糖化血红蛋白6.5%。

2. 血常规：白细胞11.83×10^9/L，N 9.6×10^9/L，血红蛋白120g/L，血小板377×10^9/L。

3. 感染指标：C-反应蛋白20.4mg/L，降钙素原0.06ng/ml，血沉110 mm/h。细菌培养结果：铜绿假单胞菌、阴沟肠杆菌。

4. 其他指标：白蛋白35.9g/L，前白蛋白229mg/L，肌酐47μmol/L，纤维蛋白原5.66g/L，ANA滴度＞1：3200、抗Scl-70阳性。

5. 尿蛋白定量70mg/L，尿白蛋白肌酐比值6.8mg/g。

（四）检查

1. 足部 X 线　提示双足骨质疏松、退变。

2. 下肢动脉超声　双下肢动脉内膜不均质增厚伴多发斑块形成，左侧胫前动脉远端闭塞伴侧支形成。

3. 超声心动图　左房扩大、主动脉瓣少量反流、二尖瓣少量反流、左室舒张功能减低（Ⅰ级）、左室收缩功能正常。

4. 甲状腺超声　甲状腺多发结节。

5. 胸部 CT　双肺炎性渗出性病变、双肺部分支气管稍扩张、食管下段管壁局部增厚。

6. 腹部超声　脂肪肝、肝内血管瘤可能、胆囊切除术后。

（五）初步诊断及依据

1. 下肢慢性动脉硬化闭塞症坏疽。

2. 免疫性溃疡继发坏疽？

3. 糖尿病足？

二、诊疗经过及随访

患者以糖尿病足来诊，外院积极治疗无改善。监测血糖基本控制在正常范围，且无糖尿病神经、血管病变的累积损害，否定外院糖尿病足诊断。

目前下肢缺血是造成坏疽的主要原因，缺血可由慢性动脉硬化闭塞症诱发，也可以由自身免疫疾病诱发。

患者中年女性，慢性病程，双手雷诺现象多年，从未出现过坏疽或溃疡。本次双足溃疡及坏疽，需先明确与雷诺综合征是否有关。外院血 ANA 滴度 > 1 : 3200，抗 Scl-70 阳性；C- 反应蛋白 20.4mg/L，降钙素原 0.06ng/ml，血沉 110mm/h，均提示自身免疫疾病活动。风湿免疫科会诊，诊断为硬皮病，并启动环磷酰胺等治疗。双足给予保护性换药，保持局部清洁，在缺血未纠正及自身免疫病活动期，暂避免清创。启动静脉抗感染。口服扩血管药物，改善微循环，镇痛治疗。

1 个月后，患者疼痛明显减轻，停服镇痛药。坏死面积未再扩大，完善相关检查，ANA 降至 1 : 320；抗 Scl-70 抗体 74.36U/mL；总补体 70U/mL，免疫球蛋白 G 13.2g/L，免疫球蛋白 A 4.13g/L，免疫球蛋白 M 0.526g/L；抗磷脂综合征相关抗体：抗磷脂酰丝氨酸凝血酶原复合物抗体（aPS/PT）、IgG、IgM、ANCA、抗双链 DNA 抗体、狼疮抗凝物均阴性；校正血沉 59mm/hr、降钙素原 0.025ng/mL、C- 反应蛋白 1.37mg/dL；但双足仍缺血、发凉，不足以完成伤口修复。

完善腹盆腔及双下肢 CTA：腹盆腔动脉粥样硬化，双下肢动脉硬化闭塞症，以双小腿动脉为著。待血沉、C- 反应蛋白降至正常范围，进行血管介入手术，纠正缺血满意。继续进行风湿免疫治疗，等待伤口坏死分界。待分界后（病例 25 图 4），行截趾、死骨摘除、坏死清创、富血小板血浆填充、皮瓣修整、伤口闭合术（病例 25 图 5），完成伤口愈合。

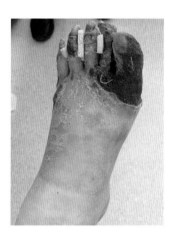

病例 25 图 4　足部坏死分界

注：左足第 1、第 2 趾坏疽，第 3、第 4 趾末梢及趾背坏死，第 5 趾外侧坏疽，前足坏死，坏死分界，且缺血及原发病纠正，可以启动清创。

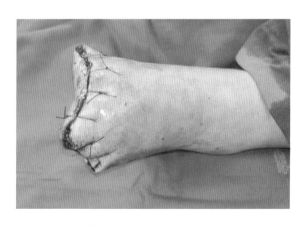

病例 25 图 5　截除坏死的骨质，PRP 填塞，伤口闭合

三、治疗中容易误诊的因素及治疗的体会

本例患者诊治过程中医疗服务机构注意到了患者长达 30 余年的雷诺现象，并呈

进行性进展，伴有四肢肢端硬化逐渐加重。但在随后出现的下肢溃疡诊疗中未考虑到溃疡与免疫因素的关系，患者同时存在的双下肢缺血与糖尿病史使得疾病的诊断出现了一定的困难，在评估患者的环节中忽略了神经查体，未能及时完善自身抗体检查，在长期抗感染效果不佳的前提下仍多次清创。究其原因在于对免疫性溃疡的发生发展认识不足，只重视伤口，而忽略了对患者的评估，需要引起重视。

由于慢性伤口的评估与治疗主要发生在门诊，留给医护对伤口进行分析综合判断的时间并不充足，需要在制度与流程进行上层设计，使患者的每一次就诊都是在前次诊疗基础上的升级和完善，做到查漏补缺，环环相扣，最大限度地加快诊疗进度，最大限度地保证患者利益。

患者同时存在糖尿病、慢性动脉硬化闭塞症、硬皮病，而既往病史仅诊断糖尿病和双手雷诺综合征，导致双足缺血的病因诊断出现困难。需要完善检查，综合考虑伤口病因，才能除外糖尿病足，确诊弥漫性系统性硬化病所致免疫性溃疡，并启动正确治疗。

四、误诊疾病的系统介绍

弥漫性系统性硬化症（systemic sclerosis，SSc），是一类以皮肤增厚变硬为突出表现的系统性自身免疫病，2018 年 5 月 SSc 被列入中国第一批罕见病目录。除皮肤受累外，亦可影响内脏（肺、心血管、肾脏、消化道等）。SSc 的发病高峰在 45 ~ 65 岁，儿童发病相对少见，女性好发，男：女为 1 :（4 ~ 6），但男性 SSc 患者往往病情较重，更易出现弥漫性皮肤病变、指端溃疡和肺动脉高压（pulmonary arterial hypertension，PAH），预后相对较差。

SSc 最常见的初期表现是雷诺现象及隐匿性肢端和面部肿胀，并有手指皮肤逐渐增厚。约 70% 的患者首发症状为雷诺现象，达 90% 的患者病程中出现雷诺现象。多关节病同样亦是突出的早期症状。胃肠道功能紊乱（胃、食管烧灼感和吞咽困难）或呼吸系统症状等偶尔亦是 SSc 的首发表现。部分患者可有不规则发热、食纳减退、体重减轻等非特异性表现。皮肤增厚、变硬为 SSc 突出表现，常伴有雷诺现象、指端溃疡等，亦可导致肺、心血管、肾脏、消化道等多脏器受累。自身抗体检测在 SSc 的早期诊断、临床分型及预后判断中发挥重要作用，其中以抗 Scl-70 抗体、抗着丝点蛋白抗体和抗 RNA 聚合酶Ⅲ抗体对 SSc 具有较高的特异度。发病机制尚不明确，至今无根治方法，可根据靶器官受累情况制订个体化治疗方案。

免疫性溃疡多呈现散在、多发、小片状、肉芽生长差、治疗反应不佳的特点，往往难愈合。由于诊断及治疗周期漫长，极易出现耐药菌。血沉、C-反应蛋白是反映疾病活动程度的重要指标。在疾病活动期，要积极地治疗原发病，对伤口的处理以保护性换药、引流、压制细菌生长为主，谨慎清创；疾病稳定后，积极地纠正缺血，积极地选择再生医学手段闭合伤口。

（李云峰　张　龙　北京大学第三医院）

参考文献

[1] 邹和建，朱小霞，戴生明，等 . 系统性硬化病诊疗规范 [J]. 中华内科杂志，2022，61（8）：874-882.

痛风足

一、病例介绍

（一）病史

患者男性，35 岁，主因"右足溃烂疼痛 10 余天，加重 3 天"入院。

现病史：患者 10 余天前无明显诱因出现右足背红肿、疼痛，起初无发热，未予重视，自行外用"消脱止"后未见明显缓解，后逐渐加重，伴有水疱，水疱破溃，发热，最高体温 37.5℃。3 天前右足背溃烂，逐渐发黑坏疽，疼痛剧烈，全足红肿热痛，疼痛拒按，遂至我院门诊就诊，予局部切开、中药箍围治疗，红肿疼痛稍有缓解，以"足脓肿"收入院。

既往史：尿酸增高 10 余年，近期口服双氯芬酸钠缓释片、非布司他片，平素周身关节疼痛。

个人史：吸烟史 10 余年，平均 5 ~ 6 支 / 天。饮酒史 10 余年，不规律饮酒。自诉服用虾类食品后周身皮疹。

（二）查体

1. 全身查体　血压 135/74mmHg，余生命体征正常。心肺腹正常。左下肢未见明显肿胀，右下肢肿胀，四肢肌力、肌张力正常。

2. 专科查体　双足趾甲增厚，汗毛脱落，右下肢肿胀，右足红肿溃烂，肤温高，足背处创面约 10cm×8cm，基底部大量坏死筋膜和肌腱等组织，白色浆液样分泌物，质稀，味极臭秽，创周探查可及潜腔，少量暗红色肉芽组织。右足足背及胫后动脉可触及，多普勒血流听诊可闻及微弱血流音，神经保护性反射减弱。

（三）化验

1. 糖化血红蛋白 5.6%。

2. 血常规　白细胞 13.18×10^9/L，N% 81.00%，血红蛋白 100g/L，血小板 392×10^9/L。

3. 感染指标　C- 反应蛋白 107.00mg/L，降钙素原 0.32ng/ml，血沉 120mm/h。

细菌培养结果：金黄色葡萄球菌，青霉素敏感。

4. 其他指标　白蛋白 29.5g/L，肌酐 150.6μmol/L，纤维蛋白原 5.70g/L，血浆 D-

二聚体 2382ng/L。

5. 尿常规 潜血 2+；镜检红细胞 3 ~ 5/HP。

（四）检查

1. 足部 X 线片平扫　右足背软组织肿胀，部分缺损。右足骨质退变。

2. 双下肢静脉彩超　左下肢深静脉瓣功能不全。双下肢动脉彩超：双下肢动脉未见明显异常，右侧腹股沟区多发肿大淋巴结。

3. 心电图　QT 间期延长，轻微 ST-T 段异常。

4. 心脏彩超　二尖瓣反流微量。

5. 上腹部彩超　脂肪肝（轻度），胆囊附壁中等回声（息肉？胆泥？）。

（五）初步诊断

痛风。

二、诊疗经过及随访

1. 西医内科治疗　考虑深部组织感染致病多为革兰阴性菌，经验性选择广谱抗生素哌拉西林钠他唑巴坦钠静脉抗感染。予改善循环、营养神经、降尿酸、改善微循环及胃肠功能等治疗基础病。

2. 中医治疗　治以益气生络，固护脾胃，培育后天之本。予以电脑中频——药透、直线偏光红外线、穴位贴敷治疗，取穴足三里、膈俞。中医耳穴治疗，行气活血止痛改善肢体循环，促进愈合。取耳穴踝、内分泌、交感、膝。

中医治则：以"益气养阴、托疮生肌、活血通络"为法，中药方以补阳还五汤加减，方剂如下：生黄芪 30g，当归 20g，牛膝 12g，川芎 10g，地龙 10g，桃仁 10g，红花 10g，赤芍 12g，党参 15g，白术 20g。3 剂，每日 1 剂，水煎服，200ml，分早晚两次分服。

3. 伤口换药治疗　水剂湿敷，加强引流，给邪以出路，周边中药箍围消肿治疗。

入院后 3 天复查血常规，白细胞计数 9.37×10^9/L。

患者伤口予清创处理，创面较多分泌物，伤口湿糜，予地奥司明片、双氯芬酸钠缓释片止痛、非布司他片降尿酸对症处理。

入院后 9 天复查白细胞计数 6.69×10^9/L。

入院后 11 天右足踝肿胀，足背红肿减轻，可见皮肤皱褶，肤温略高，足背创面分泌物较多，质稀，基底部散在肉芽颗粒，夹杂变性坏死伸肌腱，局部可见两处窦道，深约 1cm，可及楔骨、腔内可见白色粉渣样物。经治疗患者病情平稳，右足感染较前好转，创面继续中药化腐再生法治疗，加强引流，周边中药箍围。

入院后 15 天，右足背创面面积约 10cm×12cm 分泌物较多，质较前稠厚，基底部散在肉芽颗粒，暴露肌腱及筋膜组织逐渐被肉芽覆盖，局部可见 2 处窦道，深约 1cm，可及楔骨、腔内仍可见白色粉渣样物。创面继续中药化腐再生法治疗，加强引流，周边中药箍围治疗。

入院后 35 天，右足背创面面积约 10cm×10cm，暴露肌腱及筋膜组织被肉芽覆盖，肉芽生长可。局部可见两处窦道，深约 0.5cm，可及楔骨、腔内仍可见白色粉渣样物。行点状植皮，创面逐渐愈合。

入院诊治过程中的变化，如病例 26 图 1 所示。

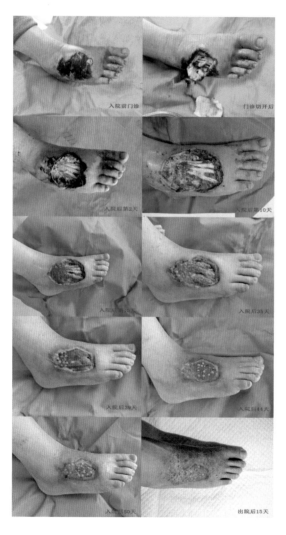

病例 26 图 1　入院诊治过程变化

三、治疗中容易误诊的因素及治疗的体会（或启发）

痛风误诊误治的情况较常见，常与感染性疾病（丹毒、蜂窝织炎等）发生混淆，有些痛风病例发作期也会出现体温升高、白细胞及中性粒细胞计数升高，甚至有以持续性中、高热为首要表现的痛风，均增加了临床误诊概率。丹毒和急性化脓性蜂窝织炎局部感染出现足红肿、热、痛、功能障碍。

丹毒多有足癣病史，局部红肿热痛，一般不化脓或坏疽。其主要特点为局部皮肤有片状红疹，颜色鲜红，中间较软，边缘清楚，在红肿向四周蔓延时，红色消退，皮温升高，并可伴有不同程度的全身症状如恶寒发热全身不适等。丹毒和痛风有着相似的临床表现（红肿、疼痛），第一跖趾关节是痛风的好发部位。痛风其临床特点是高尿酸血症伴痛风性关节炎。高尿酸血症是嘌呤代谢紊乱的标志，只有在发生痛风性关节炎时才称为痛风。痛风性关节炎的特点：①大多起病于中老年，男性居多；②关节炎症状起病急骤，以夜间发作或加重；受累关节疼痛剧烈，并伴有明显红肿；③受累关节常为指、趾、跖等小关节及腕、踝、膝等远端大关节，常呈非对称性多关节炎。

痛风与急性蜂窝织炎病情相比疼痛更剧烈而全身症状相对较轻，很少引起持续高热和血流动力学变化，关节肿痛较局限，经过2周可自行缓解。而蜂窝织炎病情较重，局部症状进展迅速，多有较重的全身中毒症状，可持续高热，如果未及时有效给予抗生素治疗，会导致病情延误，重症者可危及生命安全。蜂窝织炎治疗较棘手，很多病例需外科切开引流，如果引流不畅，导致病灶经久不愈，病情将反复发作。为了减少误诊，早期完善降钙素原和中性粒细胞表面 CD64 分化抗原监测，同时辅助双能 CT 或关节超声检查，有望早期诊断。

本例患者初起局部红肿热痛，中医在护场理论指导下，应用箍围法可消散邪于无形，或移深居浅，缩小病灶范围。早期失治，疾病进展，病灶成脓。脓疡期，坚持给邪以出路，应用各种外治法使邪有出路。本例患者及时行切开引流，并应用箍围法、溻渍法等迅速控制炎症带的浸润，坏死组织逐渐脱落。溃疡期，坚持应用箍围法，注意疮面给邪出路，适时去腐生肌，实现疮面腐去肌生，疮面肉芽化后结合点状植皮，加速疮面愈合。

治疗体会：无论何种疾病引起的局部组织坏死，感染、脓肿形成，均以给邪出路、去腐生肌、偎脓长肉、肌平皮长为原则。疮面涉及骨关节的，注意骨关节的保护，避免骨髓炎的发生，如出现骨质破坏，适时清除破坏骨质，注意截骨平面的设计。疮面涉及肌腱暴露者以化腐再生法治疗，逆转变性未坏死的肌腱组织，促进肉芽覆盖暴露肌腱，保留足部功能。

四、误诊疾病的系统介绍

疾病初起容易误诊为丹毒。丹毒是由 A 组 B 型溶血性链球菌感染引起的淋巴管的急性炎症。丹毒好发于颜面部、小腿及足部，容易复发。痛风也好发于下肢，尤其是足部，两者临床表现相似，故易误诊。丹毒的主要特点为局部皮肤有片状红疹，颜色鲜红，中间较软，边缘清楚，在红肿向四周蔓延时，红色消退，皮温升高。并可伴有不同程度的全身症状如恶寒发热、全身不适等。发于下肢的丹毒中医称为"流火"，辨证以湿热下注证为主，中医治疗以清热利湿解毒为法，五神汤合草薢渗湿汤加减。外治以箍围消肿为法，辨证选用治疗阳证外用药外敷。本例痛风性溃疡病位较深，出现皮肤及组织坏疽，波及肌腱、骨质，属于"疽"范畴。

痛风性关节炎容易误诊为类风湿性关节炎。痛风性关节炎起病急，关节红肿热痛，疼痛剧烈，以夜间发作明显。类风湿性关节炎起病缓慢，晨僵明显，无明显疼痛间歇性。痛风性关节炎受累关节以足部第一跖趾关节最常见，而类风湿性关节炎多呈对称性发作，多累及手足近端小关节，关节肿胀成梭形。痛风性关节炎骨质破坏呈穿凿样，边缘清晰，而类风湿性关节炎以关节面边缘虫蚀样改变为主。类风湿性关节炎可造成周围血管损害，导致足部溃疡发生，类风湿性血管炎相关足部溃疡往往伴有不同程度缺血及神经炎，类风湿性关节炎属中医"痹症"范畴，类风湿性血管炎属中医"脉痹"范畴，当发生溃疡、坏疽，则可归属于"脱疽""痛疽"范畴。两者部位都波及骨关节，都可导致溃疡、坏疽发生，检查类风湿因子、尿酸等结合病史容易鉴别。

急性化脓性蜂窝织炎和痛风临床常见，但是两种疾病的误诊率较高。蜂窝织炎指发生在皮下、筋膜下、肌间隙或深部疏松结缔组织的急性感染，皮肤完整性破坏是蜂窝织炎发病的危险因素，最常见的致病菌是溶血性链球菌，另外金黄色葡萄球菌等容易误诊为足部蜂窝织炎。急性化脓性蜂窝织炎属中医"痈"范畴，本病属中医"疽"范畴，后者病位较深，深达筋骨，结合血尿酸等病史，容易鉴别。

（徐　强　天津中医药大学第二附属医院）

（张朝晖　天津中医药大学第二附属医院）

参考文献

[1] 杨志涛，张继涛. 下肢丹毒误诊为痛风1例 [J]. 现代医药卫生，2011，27（18）：2833.

[2] 于红蕾，赵香君，田利华. 痛风性关节炎临床误诊分析 [J]. 临床误诊误治，2023，36（2）：11-14.

[3] 李雪梅，田真，黄旭，等. 急性化脓性蜂窝织炎误诊痛风1例报告并文献复习 [J]. 临床合理用药杂志，2020，13（35）：180-181.

病例 27

1 型糖尿病合并坏疽性脓皮病

一、病例介绍

（一）病史

患者男性，24 岁，主因"发现血糖升高 8 年，右下肢破溃 2 个月余"入院。

现病史：8 年前发现血糖升高，诊断为"1 型糖尿病"，使用胰岛素控制血糖。伴有肢体麻木，无间歇性跛行。2 个月前出现双下肢红肿及水疱，逐渐加重出现溃疡，左下肢感染加重伴有高热，后至当地医院就诊，给予抗感染、清创手术后创面未见明显好转，后和家属沟通后行"左下肢截肢术"，残端愈合。但右下肢仍有新发皮疹、水疱及溃疡，小腿及足部均有，逐渐加重，当地医院继续清创后表面黑痂覆盖，伴有脓性渗出，未见缓解，患者及家属拒绝再次截肢，为尝试保肢转入我院。

既往史：无特殊病史。

（二）查体

1. 全身检查　生命体征正常，心肺腹无特殊。

2. 专科查体　双侧股动脉、腘动脉搏动阳性，左小腿截肢术后。右足足背、胫后动脉搏动正常。右下肢无水肿，皮肤菲薄，双足温度觉消失，音叉震动觉消失，10g 尼龙丝试验减弱。右足内外侧及右小腿前外侧可见 4cm×7cm，3cm×7cm，3cm×7cm 黑痂创面，边缘暗红色，伴有脓性渗出；其余皮肤局部散在发红（病例 27 图 1、病例 27 图 2）。

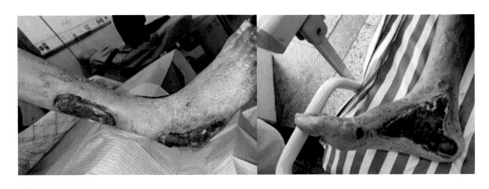

病例 27 图 1　入院时右足外观

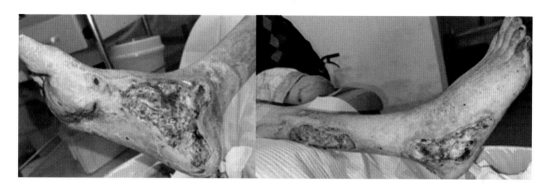

病例 27 图 2 适度清创后右足外观

（三）化验

血常规：白细胞总数 10.0×10^9/L，血红蛋白 108.0g/L，红细胞 3.80×10^{12}/L，血小板 273.0×10^9/L，超敏 C- 反应蛋白 6.4mg/L，降钙素原 < 0.02ng/ml，血沉 42mm/h，D- 二聚体 0.59mg/L。谷丙转氨酶 152.5U/L，谷草转氨酶 85.7U/L，谷酰转肽酶 79.0U/L，碱性磷酸酶 385.5U/L，白蛋白 32.4g/L，肾功能正常。空腹血糖 8.9mmol/L，糖化血红蛋白 8.1%。甲胎蛋白、癌胚抗原等肿瘤标志物未见明显异常。

（四）辅助检查

心电图：窦性心动过速，完全性右束支传导阻滞，T 波改变。肌电图：提示右下肢周围神经损害。心脏超声、腹部 B 超未见明显异常。血管彩超：双侧髂外动脉、股动脉、腘动脉未见异常，双侧股静脉、腘静脉血流通畅；右侧胫前、胫后、足背动脉未见异常。

（五）初步诊断

1. 1 型糖尿病合并糖尿病性周围神经病变。

2. 坏疽性脓皮病。

3. 肝功能异常。

二、诊疗经过

患者入院后给予控制血糖、抗感染、保护肝功能、营养神经，适度清创，配合局部换药。考虑患者 1 型糖尿病，血糖波动大、控制欠佳，慎用糖皮质激素，结合肝功能异常，予以联合复方甘草酸苷片口服保肝、抗炎、免疫调节治疗。住院期间溃疡周围红肿及渗出明显好转，住院 10 天后要求回当地医院继续治疗，门诊维持。3 个月后门诊复诊时可见下肢无明显红肿，原有溃疡创面逐渐菲薄性愈合，皱纹纸样瘢痕愈合

（病例 27 图 3）。

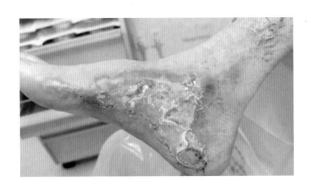

病例 27 图 3　3 个月门诊复诊时右足外观

三、治疗中容易误诊的因素及治疗的体会

本例患者，既往 1 型糖尿病病史明确，病程较长，伴有双下肢感觉异常周围神经病变病史，半年前，患者诉双下肢洗澡时可疑烫伤病史，后出现水疱溃疡，创面污染伴有感染；后因左下肢严重感染、创面恶化当地医院行踝上截肢治疗。右下肢仍有水疱及溃疡，当地医院再次住院给予了清创，抗生素抗感染，创面愈合仍不佳，大面积结痂伴有痂下脓性渗出。糖尿病足坏疽和坏疽性脓皮病下肢坏疽，均有包括感觉异常、足部溃疡、坏疽等，伴有疼痛，伤口较大同时伴有感染时，容易误诊为糖尿病足病。

入院后询问病史，既往反复有下肢皮肤皮疹、水疱，控制不佳时进展为溃疡，此次右下肢散在多发性溃疡，清创手术及抗生素治疗效果不佳；查分泌物培养阴性、组织病理提示非特性炎症改变、下肢血管超声提示动静脉未见明显异常、排除了血管闭塞性及静脉性溃疡疾病等；结合 1 型糖尿病多为自身免疫性疾病，结合临床特征考虑诊断为坏疽性脓皮病。因患者血糖波动大，未给予糖皮质激素治疗，给予了复方甘草酸苷片口服抗炎、免疫调节后，联合局部适度清创换药处置，渗出逐渐较少，伤口逐渐瘢痕样愈合，半年复诊无新发水疱及溃疡发生。

坏疽性脓皮病与糖尿病足发病机制不同，溃疡进展后容易混淆，仅仅从"糖尿病"和"足病"就诊断为糖尿病足病容易误诊、误治。

四、误诊疾病的系统介绍

坏疽性脓皮病（pyoderma gangrenosum，PG）是一种慢性、炎症性、溃疡性、坏死性、瘢痕性、疼痛性皮肤病，可以表现为炎性丘疹、脓疱、结节，后进展为溃疡及坏死，伴有明显疼痛，多为边缘潜行性溃疡、基底部伴有脓液体。临床上少见，多见于20~50岁人群，女性发病率稍高。治疗后从溃疡中心开始愈合，多伴有菲薄性、萎缩性瘢痕愈合。

（一）PG的病因及临床表现

PG发病机制尚未完全明确，可能与中性粒细胞功能障碍、免疫功能失调、炎症以及遗传易感性相关；50%~60%的PG伴有全身免疫性疾病，大多学者认为PG是一种免疫性疾病。PG患者临床表现具有多样性，皮损可发生与全身各处，多见于躯干和双下肢；可分为溃疡型、大疱型、脓疱型、增殖型及造口周围型，其中溃疡型最多见，患者多有1~3处皮损，皮损面积多小于占全身表面积的5%。典型溃疡型PG，常表现为突然出现的红斑、丘疹，结节或脓疱，迅速向周围进展、不断扩大，中心坏死形成溃疡，溃疡边缘为潜行性，基底部为化脓性，多有紫红色边缘，伴有严重的疼痛。其溃疡创面愈合后通常形成独特的萎缩性、筛网状瘢痕并持续存在。

（二）PG的诊断及鉴别诊断

PG的诊断仍多依赖于其临床表现，但因临床表现、实验室检查及病理学检测均不具备特异性，仍属于排除性诊断，误诊不在少数。PG的病情演变过程和溃疡边缘的组织病理学检查，在PG的诊断中具有重要的参考价值。PARACELSUS是一种新的评分量表，依据患者的病史、临床表现、组织病理学、治疗反应等情况，提出了10项诊断标准并依据程度进行评分，用以诊断PG。另外，临床中多选择使用Delphi国际专家共识制定的溃疡型PG诊断标准，包括1项主要标准：溃疡边缘活体组织检查显示中性粒细胞浸润；8项次要标准：①排除感染；②病态反应性；③炎症性肠病或炎性关节炎史；④伴有丘疹、脓疱或水疱溃疡病史；⑤溃疡周围发斑和压痛；⑥多发性溃疡（至少有1处在小腿前部）；⑦愈合溃疡部位形成筛状或皱纹纸样瘢痕；⑧使用免疫抑制1个月内溃疡变小。临床诊断PG时需要同时满足上述主要标准和至少4个次要标准。

PG引起溃疡容易被误诊，需要与皮肤细菌或真菌感染、血管炎、寄生虫感染、静脉功能不全、恶性肿瘤和其他溃疡性疾病等相鉴别；组织病理学组织检查不是诊断PG的金标准，但可以排除恶性肿瘤、血管炎等。另外，溃疡组织分泌物培养可以排除皮肤细菌和深部真菌感染。同时应进行全身性检查，以明确是否伴有其他全身性内在疾病。

（三）PG的治疗

PG的治疗包括局部伤口的处理和全身系统的治疗。全身性糖皮质激素和免疫抑制剂疗法是当前主要的一线治疗方案[16, 17]。目的是控制病情进展，抑制炎症反应、减轻疼痛、促进溃疡愈合[7, 18]。对于浅表的、面积不大的PG溃疡，局部治疗可作为一线治疗方案。局部治疗方案包括：溃疡创面的护理，局部药物的注射如糖皮质激素封闭治疗、局部抗生素的应用、适度温和的清创以及选择合适的辅料等。全身系统治疗通常选择糖皮质激素为临床治疗PG的一线药物，在发病初期，通常用0.5 ~ 1.5mg/（kg·d）的口服泼尼松，大多数PG患者迅速起效，1周左右病情可回忆得到控制[22]，但溃疡的完全愈合常需要数月甚至更长的时间。由于长时间全身应用糖皮质激素可能存在糖尿病病情加重、骨质疏松、库欣综合征、高血压等严重不良反应，因此病情改善后糖皮质激素需要逐渐减量，但过快的减量可能会引起病情反复及恶化，所以通常需要加用糖皮质激素助减剂，或考虑联合/调整其他方案维持。近年来，生物制剂应用不断兴起，也为难治性PG患者提供了更多的选择。本例患者考虑存在基础1型糖尿病病史，合并下肢感染，慎用糖皮质激素，给予了美能片口服抗炎、免疫调节治疗以及联合局部治疗，病情迅速缓解，半年后溃疡逐渐愈合。

综上所述，在面对糖尿病合并PG患者溃疡时，临床医师需要根据患者的发病特点、基础疾病史、临床表现等进行综合判断，认真鉴别诊断，给予及时、合理的治疗，促进患者的身体、身心康复。

（东部战区空军医院糖尿病足中心　陈金安）

参考文献

[1]Langan SM，Groves RW，Card TR，et al.Incidence, mortality, and disease associations of pyoderma gangrenosum in the United Kingdom : a retrospective cohort study[J].J Invest Dermatol，2012，132（9）：2166-2170.doi：10.1038/jid.2012.130.Epub 2012 Apr 26.PMID：22534879.

[2] 张小莲.坏疽性脓皮病.见：顾伟程主编.现代皮肤病性病治疗学[M].北京：北京医科大学中国协合医科大学联合出版社，1999：490-491.

[3]Janowska A，Oranges T，Fissi A，et al.PG-TIME：A practical approach to the clinical management of pyoderma gangrenosum[J].Dermatol Ther，2020，33（3）：e13412.doi：10.1111/dth.13412.Epub 2020 May 5.PMID：32291879.

[4]Braswell SF, Kostopoulos TC, Ortega-Loayza AG.Pathophysiology of pyoderma gangrenosum（PG）: an updated review[J].J Am Acad Dermatol, 2015, 73（4）: 691-8. doi: 10.1016/j.jaad.2015.06.021.Epub 2015 Aug 5.PMID: 26253362.

[5]Wasserteil V, Bruce S, Sessoms SL, et al.Pyoderma gangrenosum treated with hyperbaric oxygen therapy[J].Int J Dermatol, 1992, 31（8）: 594-6.doi: 10.1111/j.1365-4362.1992. tb02728.x.PMID: 1428456.

[6]Xu A, Balgobind A, Strunk A, et al.Prevalence estimates for pyoderma gangrenosum in the United States: An age- and sex-adjusted population analysis[J].J Am Acad Dermatol, 2020, 83（2）: 425-429.doi: 10.1016/j.jaad.2019.08.001.Epub 2019 Aug 7.PMID: 31400451.

[7]Alonso-León T, Hernández-Ramírez HH, Fonte-Avalos V, et al.The great imitator with no diagnostic test: pyoderma gangrenosum[J].Int Wound J, 2020, 17（6）: 1774-1782.doi: 10.1111/iwj.13466.Epub 2020 Aug 11.PMID: 32779354; PMCID: PMC7948547.

[8]Gupta AS, Ortega-Loayza AG.Ocular pyoderma gangrenosum: A systematic review[J].J Am Acad Dermatol, 2017, 76（3）: 512-518.doi: 10.1016/j.jaad.2016.08.049.Epub 2016 Nov 8.PMID: 27836332.

[9]Fletcher J, Alhusayen R, Alavi A.Recent advances in managing and understanding pyoderma gangrenosum.F1000Res, 2019, 8: F1000 Faculty Rev-2092.doi: 10.12688/ f1000research.19909.1.PMID: 31885859; PMCID: PMC6913206.

[10]Alavi A, French LE, Davis MD, et al.Pyoderma Gangrenosum: An Update on Pathophysiology, Diagnosis and Treatment[J].Am J Clin Dermatol, 2017, 18（3）: 355-372.doi: 10.1007/s40257-017-0251-7.PMID: 28224502.

[11]Di Bella S, Monticelli J, Luzzati R.Evaluation and Management of Lower-Extremity Ulcers[J].N Engl J Med, 2018, 378（3）: 301.doi: 10.1056/NEJMc1715237.PMID: 29345447.

[12]Marzano AV, Borghi A, Wallach D, et al.A Comprehensive Review of Neutrophilic Diseases[J].Clin Rev Allergy Immunol, 2018, 54（1）: 114-130.doi: 10.1007/s12016-017-8621-8.PMID: 28688013.

[13]Jockenhöfer F，Wollina U，Salva KA，et al.The PARACELSUS score：a novel diagnostic tool for pyoderma gangrenosum[J].Br J Dermatol，2019，180（3）：615-620.doi：10.1111/bjd.16401.Epub 2018 May 6.PMID：29388188.

[14]Goldust M，Hagstrom EL，Rathod D，et al.Diagnosis and novel clinical treatment strategies for pyoderma gangrenosum.Expert Rev Clin Pharmacol，2020，13（2）：157-161.doi：10.1080/17512433.2020.1709825.Epub 2020 Jan 6.PMID：31875484.

[15]Maverakis E，Ma C，Shinkai K，et al.Diagnostic Criteria of Ulcerative Pyoderma Gangrenosum：A Delphi Consensus of International Experts[J].JAMA Dermatol，2018，154（4）：461-466.doi：10.1001/jamadermatol.2017.5980.PMID：29450466.

[16]Harbord M，Annese V，Vavricka SR，et al.European Crohn's and Colitis Organisation. The First European Evidence-based Consensus on Extra-intestinal Manifestations in Inflammatory Bowel Disease[J].J Crohns Colitis，2016，10（3）：239-254.doi：10.1093/ ecco-jcc/jjv213.Epub 2015 Nov 27.PMID：26614685；PMCID：PMC4957476.

[17]Ahn C，Negus D，Huang W.Pyoderma gangrenosum：a review of pathogenesis and treatment[J].Expert Rev Clin Immunol，2018，14（3）：225-233.doi：10.1080/1744666X.2018.1438269.Epub 2018 Feb 13.PMID：29406827.

[18]Braswell SF，Kostopoulos TC，Ortega-Loayza AG.Pathophysiology of pyoderma gangrenosum（PG）：an updated review[J].J Am Acad Dermatol，2015，73（4）：691-698.doi：10.1016/j.jaad.2015.06.021.Epub 2015 Aug 5.PMID：26253362.

[19]Yu YM，Lai FJ，Feng C，et al.Pyoderma gangrenosum around an ileostoma：A case report[J].Medicine（Baltimore），2018，97（48）：e13415.doi：10.1097/ MD.0000000000013415.PMID：30508946；PMCID：PMC6283191.

[20]Ashchyan HJ，Nelson CA，Stephen S，et al.Neutrophilic dermatoses：Pyoderma gangrenosum and other bowel-and arthritis-associated neutrophilic dermatoses[J].J Am Acad Dermatol，2018，79（6）：1009-1022.doi：10.1016/j.jaad.2017.11.063.Epub 2018 Apr 11.PMID：29653213.

[21]Croitoru D，Naderi-Azad S，Sachdeva M，et al.A Wound Care Specialist's Approach to Pyoderma Gangrenosum[J].Adv Wound Care（New Rochelle），2020，9（12）：686-694.doi：10.1089/wound.2020.1168.Epub 2020 Jun 16.PMID：32320358；PMCID：

PMC7698649.

[22]Ahronowitz I，Harp J，Shinkai K.Etiology and management of pyoderma gangrenosum：a comprehensive review[J].Am J Clin Dermatol，2012，13（3）：191-211.doi：10.2165/11595240-000000000-00000.PMID：22356259.

[23]Di Bella S，Monticelli J，Luzzati R.Evaluation and Management of Lower-Extremity Ulcers[J].N Engl J Med，2018，378（3）：301.doi：10.1056/NEJMc1715237. PMID：29345447.

[24]Saracino A，Kelly R，Liew D，et al.Pyoderma gangrenosum requiring inpatient management：a report of 26 cases with follow up[J].Australas J Dermatol，2011，52（3）：218-21.doi：10.1111/j.1440-0960.2011.00750.x.Epub 2011 Jul 20.PMID：21834821.

[25]Mekkes JR.Treatment of pyoderma gangrenosum[J].BMJ，2015，350：h3175.doi：10.1136/bmj.h3175.PMID：26071210.

病例 28

清法治疗肾移植术后并发糖尿病足重症坏疽

糖尿病是一种糖代谢紊乱的疾病，已成为危害人类健康的主要疾病之一。由于糖尿病特殊的病理特点（微循环障碍、免疫损伤等），相比于其他人，此类患者有更大的风险发生肾功能损害和足溃疡或坏疽。对于肾移植术后糖尿病患者，机体免疫力水平往往处于低下（长期服用抗排异药物和免疫抑制剂），此类药品在抗排异的同时，也抑制了患者的自身免疫力，所以患者的感染很难控制，糖足坏死发展很快，再加上长期高血糖对血管、免疫、神经的损害，极大地加大或加重了感染概率。由于此类患者的低免疫力往往发生反复的感染，严重者可能会很快恶化发展脓血症或败血症而危及生命，治疗颇为棘手。据文献报道，肾移植患者合并糖尿病的患者有75%的可能会发生足部感染，其中58.3%的人感染会发展成深部软组织感染和骨髓炎，约50%的患者最终需要截肢治疗。近年本人在上海市中西医结合医院脉管科工作期间，曾收治肾移植术后并发糖尿病足重症坏疽患者数例，应用奚氏清法理论治疗，成功实现了对患者保命、保肾、保肢三大目标。

一、病例介绍

（一）病史

患者男性，46岁，因"右足发黑坏死半月"于2018年9月入院。

现病史：患者半月前不慎崴脚后出现右足肿胀伴第3趾浅溃出血，至他院就诊，予局部简单换药处理，数天后患足趾破溃坏死面积扩大蔓延至足背足底及小腿，恶臭，流脓，疼痛较剧伴有高热，体温最高达38.8℃，后经人介绍至我科就诊，以"糖尿病足坏疽、右足重症坏死伴感染、肾移植术后"诊断收治入院。

既往史：明确糖尿病胰岛素治疗病史14年，血糖控制一般；明确冠心病、房颤病史5年余，不规则口服阿司匹林肠溶片对症治疗；明确糖尿病肾病4年余。2018年4月外院行肾移植术，术后长期口服大量免疫抑制剂及激素（环孢素1粒，3次/日；泼尼松15mg 1次/天；麦考酚钠肠溶片720mg，2次/日）。

（二）查体

右小腿后肿势散漫，肤色暗红，皮温高，触之有波动感，触痛；右足第三趾发黑坏死，向足底内及踝部蔓延。足背创面由第三趾趾根处向外踝处蔓延，足背、足底、外踝可见多处创面，大小不一，最小约 2cm×3.5cm，最大约 6cm×8cm，创面内发黑坏死，可探及深浅不一窦道，挤压可及大量黄色稠厚秽臭脓性分泌物渗出，触痛；足背动脉、胫后动脉、双侧腘动脉、双侧股动脉均可及搏动，双侧抬高苍白试验阴性。

（三）化验

1. 血常规：白细胞 $19.5×10^9$/L，中性粒细胞比率 92.4%，血红蛋白 92g/L。

2. C- 反应蛋白 126mg/L。

3. 肾功能：肌酐 149μmol/L，肾小球滤过率 68%。

4. BNP 1902pg/ml。

（四）检查

1. 心电图及 holter：心房颤动。

2. 腹部 B 超：移植肾术后，肾轻度积水；双肾功能不全声像。

3. 体表 B 超：右侧小腿区域液化皮下脓肿。

4. 下肢动脉超声：双下肢血流通畅。

5. ABI：（左）1.0；（右）1.1。

6. 足部 MRI 平扫：①右足及踝部软组织肿胀，伴多发溃破；②右足部分趾骨缺失；跟骨、距骨及诸跗骨骨髓水肿，考虑炎症改变，请结合临床。

（五）初步诊断

中医诊断：筋疽（湿热毒盛）。

西医诊断：2 型糖尿病重症足坏疽（wagner V 级），2 型糖尿病，冠状动脉粥样硬化性心脏病、房颤，糖尿病肾病（肾移植术后）。

二、诊疗经过及随访

入院当天情况，患者右足溃破坏死，足底切开可见大量黄色脓性分泌物渗出，秽臭，并向小腿方向蔓延，腓肠肌可及波动感（病例 28 图 1）；入院第 3 天术后照片：应用奚氏祛腐清筋术并及时切开减压排脓，后予每日行拔脓膏蚕食清创术（病例 28 图 2）。入院一周后再次清创，切开踝部脓腔，清除坏死肌腱筋膜组织（病例 28 图 3）。入院第 3 周继续辨证处方内服，外用捞底膏、生肌散祛腐拔脓生肌促进肉芽生长（病例 28 图 4）。入院第 4 周清除坏死骨质肌腱筋膜后予行创面负压吸引术（病例 28 图 5）。入院第5周拆除负压装置后可见肉芽红润生长，分泌物渗出减少，继予蚕食清创及生肌玉红膏外用促进肉芽生长（病例28图6）。入院后第8周创面基本愈合，出院（病例28图7）。

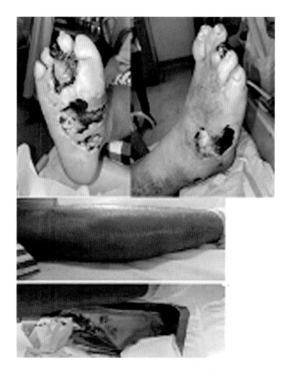

病例28图1 入院当天足部情况

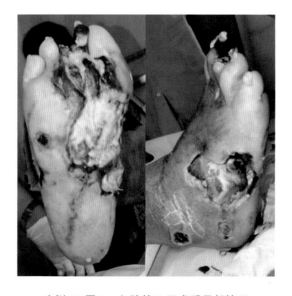

病例28图2 入院第3天术后足部情况

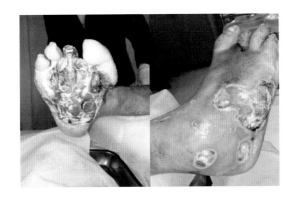

病例 28 图 3　入院第 1 周清创后足部情况

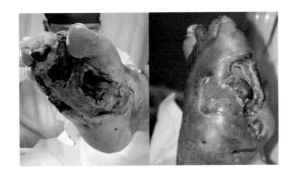

病例 28 图 4　入院第 3 周足部情况

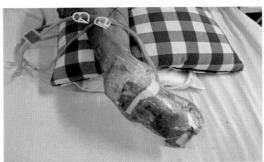

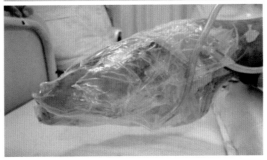

病例 28 图 5　入院第 4 周足部情况

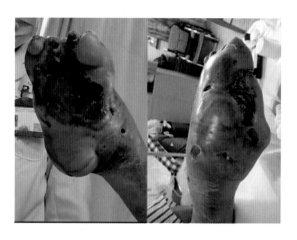

病例 28 图 6　入院第 5 周足部情况

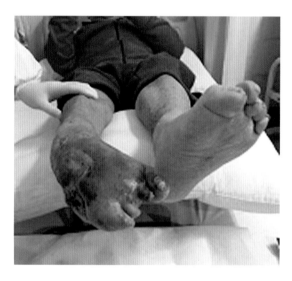

病例 28 图 7　入院第 8 周，出院前足部情况

三、治疗中容易误诊的因素及治疗的体会

　　此患者是肾移植术后一年病人，患足感染坏死由足趾外伤浅溃引起，但因其长期口服免疫抑制剂及激素、自身免疫抑制，感染很难控制，临床症状高热难退，患足坏死迅速蔓延至踝关节及小腿，外院建议其高位截肢，入院后我们予急诊切开脓腔减压引流，西医常规抗凝抗聚、控制血糖及稳斑治疗，再予对症敏感抗生素静脉滴注（配合清湿热解毒中药口服缩短疗程），同时在奚氏清法理论"因虚感邪、因邪致瘀，祛邪为先、分病辨邪、分期辨证，兼以扶阳"指导下，辨证患足当属奚氏糖足筋疽类型，故急性期当祛邪为先，以清法为主运用大量清热利湿解毒之品，扭转病势，患者舌红，

苔黄腻，脉细数。方取茵陈蒿汤合犀角地黄汤加减，处方：苦参、赤芍、金银花、紫地丁、茵陈、大黄、生石膏、垂盆草、生地、水牛角、连翘、黄连、羚羊角粉、玄参、甘草。期间予有效清创，予奚氏祛腐清筋术：切开皮下暴露坏死肌腱筋膜，啄食清除变性坏死肌腱筋膜组织，切开部分腱鞘，消灭潜行腔隙，排除深部积脓及臭秽分泌物，最终达到阻断患足感染扩散途径，待后期感染控制，我们使用超声清创及创面负压吸引技术促进伤口进一步愈合；等到缓解期，当以"分期辨证，兼以扶阳"为主导，患者此时舌淡红，苔黄腻，脉沉细，四诊合参，拟扶阳为主，佐以祛邪，以扶阳益气护肾，清热解毒祛湿，温清并用，取麻黄附子细辛汤加减辨证。处方：熟附片、炙麻黄、桂枝、干姜、党参、苦参、茵陈、丹参、垂盆草、白花蛇舌草、水牛角、连翘、细辛、肉桂、鹿角、生甘草；配合每日蚕食清创，外用中医制剂九一丹、捞底膏、生肌玉红膏等祛腐拔脓生肌，至脓腐十去七八，两月后创面基本愈合出院，患者保肢成功，期间肾功能指标随访稳定无异常！

四、总结

中医药在治疗糖尿病足难愈性、多重感染性溃疡的疗效性得到了更多人的关注。有关研究显示，中西医结合治疗重症糖尿病足的截肢率远低于单一使用中药或者西药。免疫抑制剂的使用，高血糖对免疫功能、血管的损害是引起肾移植术后糖尿病患者反复感染的主要原因，而感染又是导致截肢的直接原因，故对肾移植伴发糖尿病足坏疽的病人，往往感染很难有效控制，患足坏死发展迅速，临床上保肢难度很大，而骨科医生考虑截肢手术的应激反应引起患者移植肾的损伤或再次衰竭，且长期激素及免疫制剂口服影响术后患肢切口的一期闭合，另一方面血管外科医生也担心介入术中大剂量造影剂使用会对其肾脏造成不可逆损伤，故此类患者的治疗矛盾重重，临床上往往捉襟见肘！本人充分以奚氏清法中医理论思想为指导，认为激素与免疫制剂属纯火纯阳之品，长期运用易耗损阴液，阴液亏虚，燥火内生，长久造成阴损及阳，阴阳两虚证候，故急性期，祛邪为先——应重用清热解毒利湿中药祛邪，以茵陈蒿汤合犀角地黄汤（如茵陈、紫草、大黄、石膏、垂盆草、水牛角、连翘等），而缓解期，可以益气养阴、益肾助阳兼以祛邪温清并用中药口服，处方麻黄附子细辛汤合右归丸加减，并以护肾贯穿始终，予熟地黄、杞子滋肾生津，山英肉补养收涩肾中精气，鹿角、龟板两者均为血肉有情之品，峻补精髓护肾填精。

对于肾移植术后并发重症糖尿病足坏疽患者采用奚氏清法为主的一体多术的治疗方案（清法分期辨证处方、奚氏祛腐清筋术、每日蚕食清创术、创面超声清创术、负压吸引技术、骨关节融合固定术及内科的对症控糖控压等支持治疗）收效甚佳，充分显示标本缓急相契合、内治与外治相结合，中医与西医相协同，局部与整体相统一，理论与实践相印证，达到转逆为顺，免于患者高位截肢致残，成功实现对此类患者的四保护——保命、保肾、保肢、保行走功能的四大目标！

（许永城　上海市中西医结合医院）

参考文献

[1]Bandyk DF.The diabetic foot：Pathophysiology，evaluation，and treatment[J].Semin Vasc Surg.2018；31（2-4）：43-48.DOI：10.1053/j.semvascsurg.2019.02.001.

[2] 邱功阔，彭万岭，郑甲，等.糖尿病终末期肾病患者肾移植治疗的临床研究 [J]. 中华器官移植杂志，2017，38（12）：726-728.DOI：10.3760/cma.j.issn.0254-1785.2017.12.005.

[3]Van de Velde-Kossmann KM.Recognizing Common Skin and Soft Tissue Infections in the Nephrology Clinic.Blood Purif[J]，2019，47（1-3）：259-264.DOI：10.1159/000494594.

[4]Misra AK，Baxi M，Agarwal A，et al.Post-renal transplant diabetic foot lesions：do they need to be treated differently？[J].J Diabetes Complications，2001，15（6）：336-337. DOI：10.1016/s1056-8727（01）00169-6.

[5]Sharma A，Vas P，Cohen S，et al.Clinical features and burden of new onset diabetic foot ulcers post simultaneous pancreas kidney transplantation and kidney only transplantation[J].J Diabetes Complications，2019，33（9）：662-667.

[6]Sharma A，Vas P，Cohen S，et al.Clinical features and burden of new onset diabetic foot ulcers post simultaneous pancreas kidney transplantation and kidney only transplantation[J].J Diabetes Complications，2019，33（9）：662-667.DOI：10.1016/j.jdiacomp.2019.05.017.

[7]Huang YY，Jiang M，Zhang C，et al.Benefits of Chinese Medicine Among Patients with Diabetic Foot：An Expert Review from Clinical Studies[J].Curr Vasc Pharmacol，2015，13（4）：520-525.DOI：10.2174/1570161112666141014152811.

[8]Zhang Y，Yuan H，Kang J，et al.Clinical study for external washing by traditional Chinese medicine in the treatment of multiple infectious wounds of diabetic foot：Study protocol

clinical trial（SPIRIT compliant）[J].Medicine，2020，99（17）：e19841.DOI：10.1097/MD.0000000000019841.

[9] 胡承晓，常柏，鲍家伟，等 . 中西医结合治疗重症糖尿病足 330 例临床总结 [J]. 中国中西医结合外科杂志，2004，10（3）：10-12.

[10]Peleg AY，Weerarathna T，McCarthy JS，et al.Common infections in diabetes：pathogenesis，management and relationship to glycaemic control[J].Diabetes Metab Res Rev，2007，23（1）：3-13.DOI：10.1002/dmrr.682.

[11]Sułowicz J，Wojas-Pelc A，Kuźniewski M，et al.Cutaneous viral infections in patients after kidney transplantation：risk factors[J].Pol Arch Med Wewn，2013，123（12）：686-692.DOI：10.20452/pamw.2013.

[12]Dicle O，Parmaksizoglu B，Gurkan A，et al.Skin infections in 401 renal transplant recipients in southern Turkey[J].Exp Clin Transplant，2009，7（2）：133-136.

[13]Sen P，Demirdal T，Emir B.Meta-analysis of risk factors for amputation in diabetic foot infections[J].Diabetes Metab Res Rev，2019，35（7）：e3165.DOI：10.1002/dmrr.3165.

病例29

非结核分枝杆菌所致足部创面

一、病例介绍

（一）病史

患者女性，44岁，江苏东台人，农民。因"左足红肿伴口干、多饮2个月"入院。

现病史：患者2个月前因"左足疼痛"考虑为"骨刺"于当地诊所行"芒针、敷药"等中医药治疗，后穿刺处伤口破溃，创周肿胀、疼痛明显，伴渗液。自测空腹血糖约10mmol/L。伴口干、多饮，曾自服"降糖药"（具体不详）治疗。后至当地医院，诊断为"2型糖尿病"，予"诺和锐13U、14U、11U三餐前，诺和灵N 15U睡前"控制血糖，同时予以"青霉素、哌拉西林舒巴坦、奥硝唑"抗感染，"甘露醇"消肿，局部予切开引流及换药治疗。效果欠佳，遂来我院治疗。

既往史：无特殊病史。

（二）查体

1. 全身检查　血压144/90mmHg，余生命体征正常，BMI 32.4。心肺腹未见异常，左下肢轻度凹陷性水肿，左下肢较对侧粗，双下肢未见明显静脉曲张。

2. 专科查体　左足内侧及足跟、足底大小不等的破溃，最大处约3cm×3cm，破溃周边红肿明显，伴清亮及少许脓性分泌物，创面内可见炎性肉芽，触及易出血。无骨质破坏，无明显异味。10克尼龙单丝，震动阈值，踝反射，温度觉等周围神经查体无明显异常，双侧足背及胫后动脉搏动良好（病例29图1）。

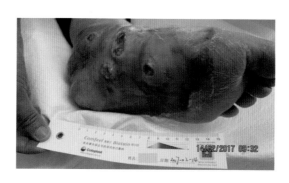

病例29图1　入院时足部情况

（三）化验

1. 糖化血红蛋白 7.0%。

2. 血常规　白细胞计数 6.48×10^9/L，中性粒细胞百分比 82.2%，淋巴细胞百分比 14.4%，单核细胞百分比 2.7%，血红蛋白 117g/L，血小板计数 170×10^9/L。

3. 感染指标　超敏 C- 反应蛋白 19.1mg/L，血沉 42mm/h。创面分泌物涂片革兰染色未见细菌；培养示表皮葡萄球菌，对克林霉素、红霉素、苯唑西林、青霉素、利福平、复方新诺明耐药，对左氧氟沙星、莫西沙星、环丙沙星中介，余敏感。

4. 其他指标　总蛋白 62.9g/L，白蛋白 36.9g/L，碱性磷酸酶 104U/L，γ - 谷氨酰转肽酶 69U/L，空腹葡萄糖 7.37mmol/L，尿素氮 2.2mmol/L，肌酐 52μmol/L，三酰甘油 1.59mmol/L，高密度脂蛋白 0.78mmol/L，载脂蛋白 A1 0.59g/L，凝血酶原时间 13.9 秒，纤维蛋白原 4.56g/L。

（四）检查

1. 影像学

（1）足部 X 线：左足多发跗骨骨质密度增高伴软组织肿胀。

（2）足部 MRI：左足呈畸形改变，踇趾稍外翻，诸趾间关节、跖趾关节略呈爪型改变。跟骨、足舟骨、内侧楔骨多发斑片状长 T_1 信号影，T_2WI 压脂呈明显高信号；踝关节、足跗小关节关节间隙不同程度变窄，关节面毛糙，关节腔及滑膜囊内可见少许积液影。左足足底、足背及所示左踝部软组织肿胀，皮下脂肪层、肌肉、肌间隙内见多发片絮状长 T_1 信号影，T_2WI 压脂呈高信号，境界模糊，以足底显著。考虑左足多发骨髓水肿，软组织水肿，小关节积液。

2. 血管相关

（1）下肢 ABI、经皮氧分压未见异常。

（2）双下肢血管 CTA 示（病例 29 图 2）：①左足底、足跟及后踝关节周围软组织明显肿胀伴局部脓肿形成可能；左小腿软组织略肿胀；左侧腹股沟淋巴结明显肿大；②左侧足底及足背动脉显示欠清；左小腿动脉侧枝开放；左下肢静脉早显怒张；必要时 DSA 检查除外动静脉瘘形成；请结合临床并随访复查。

（五）初步诊断

2 型糖尿病 糖尿病足病 wagner 3 级。

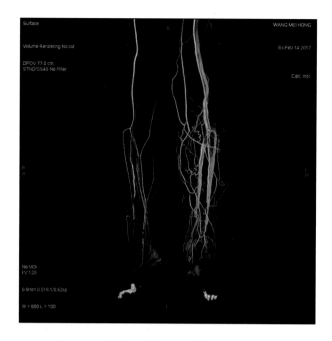

病例 29 图 2　下肢 CTA

二、诊疗经过及随访

1. 入院后经验性予以莫西沙星抗感染治疗，入院后第 3 天在全麻下行"清创术＋VAC 负压吸引术"。术中取材细菌培养示：表皮葡萄球菌，药敏示左氧氟沙星及莫西沙星中介，利奈唑胺敏感。根据创面分泌物细菌培养及药敏结果，加用利奈唑胺抗感染，并停用莫西沙星。术后共引出淡色血性液体约 650ml。术后左下肢水肿明显，予以地奥司明、呋塞米及螺内酯消肿治疗。

2. 入院第 9 天再次在全麻下行足部"清创及 VAC 负压吸引"治疗。术后加用克林霉素抗骨髓感染治疗。术后共引出淡色血性液体约 460ml。

3. 入院第 17 天在全麻下行足部清创缝合治疗。术后每日换药，予以奥硝唑哌拉西林他唑巴坦钠及莫西沙星抗感染治疗。后改为哌拉西林他唑巴坦钠及克林霉素抗感染治疗。术后创面恢复可，仍伴有大量清亮渗液。（病例 29 图 3 至图 5）

4. 入院后第 49 天再次行创面清创及游离皮移植术，术后持续负压吸引治疗一周。术后予以克林霉素、左氧氟沙星等抗感染治疗，创面每日换药。

5. 患者创面持续渗出，入院时提示左下肢静脉早显怒张，为明确诊断，入院后62 天行 DSA 示：左小腿内侧局部未见血管显影，余未见明显异常。

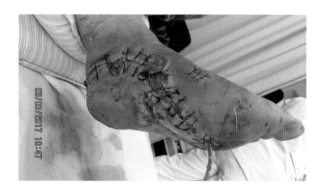

病例 29 图 3 入院后第 18 天

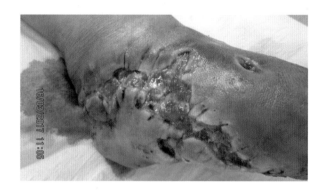

病例 29 图 4 入院后 31 天

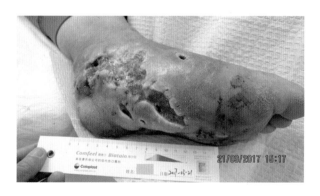

病例 29 图 5 入院后 36 天

6. 创面经久不愈合，肉芽呈炎性改变，少量干酪样坏死组织，考虑非结核分枝杆菌感染可能，入院后 76 天请皮肤科会诊后示：结合患者病史及考虑细菌感染，分枝杆菌感染不能排除，建议完善抗酸染色等相关检查，暂经验性予以利福平、盐酸莫西沙星片（拜复乐）及克拉霉素等抗分枝杆菌治疗，待检查结果进一步调整药物。后反复多次查抗酸染色（＋），复查抗酸染色（＋-）。后将组织标本送细菌培养联合分子生物学检测，结果提示为脓肿分枝杆菌（病例29图6）。后予以克拉霉素0.5g q12h ＋异烟肼0.3g qd ＋利福平0.45g qd ＋头孢西丁0.3g q6h 联合抗感染治疗，后创面渗液明显减少，逐渐愈合（病例29图7）。

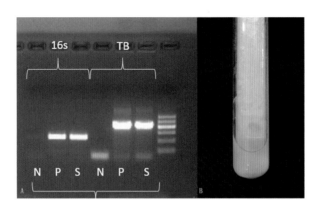

病例29图6 （A）基于同源序列比较，鉴定为脓肿分枝杆菌；（B）分枝杆菌培养

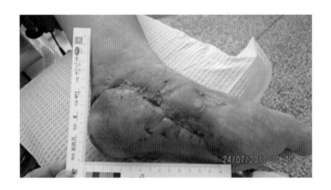

病例29图7 出院后随访

三、治疗中容易误诊的因素及治疗的体会

容易误诊的因素：患者入院后结合糖尿病病史及足部感染，初步诊断为2型糖尿病足病wagner 3级。完善相关检查后未发现明显血管、神经病变。治疗上予以常规抗感染、清创换药等治疗，未见明显好转。治疗过程中反复细菌培养无细菌生长（病例29表1）。检验结果提示炎症指标不高。在怀疑非结核分枝杆菌后曾予以抗酸染色检查，但脓肿分枝杆菌为快速生长型分枝杆菌，该类型的涂片显微镜检查易于出现假阴性。

病例 29 表 1　治疗过程中反复细菌培养无细菌生长

送检项目	送检时间	送检结果
一般细菌涂片	2017 年 2 月 13 日、2017 年 5 月 5 日	未查见细菌
一般细菌培养及药敏	2017 年 2 月 14 日	表皮葡萄球菌
一般细菌培养	2017 年 2 月 17 日、2017 年 2 月 22 日 2017 年 3 月 4 日、2017 年 3 月 15 日 2017 年 3 月 19 日、2017 年 3 月 31 日 2017 年 4 月 13 日、2017 年 4 月 24 日 2017 年 4 月 28 日、2017 年 7 月 17 日	无细菌生长
抗酸染色涂片	2017 年 5 月 5 日、2017 年 6 月 2 日 2017 年 6 月 15 日、2017 年 7 月 17 日	未查见抗酸杆菌
抗酸染色涂片	2017 年 5 月 10 日、2017 年 5 月 18 日	查见抗酸杆菌

治疗体会：患者影像学提示骨髓水肿，同时伴创面大量渗液及窦道、坏死组织。虽然检验未见明显感染证据，但结合临床，仍需考虑创面感染。治疗后期结合患者抗酸染色结果、非结核分枝杆菌培养结果及基因检测结果，修正诊断为：2 型糖尿病 左足脓肿分枝杆菌感染。目前笔者所在医院已接诊多例非结核分枝杆菌感染患者。对于常规治疗效果不明显的患者，二代测序技术（next generation sequencing，NGS）检测或病原体靶向高通量测序（tNGS）可以帮助临床快速精准找到感染原因。

四、误诊疾病的系统介绍

（一）定义

非结核分枝杆菌（non-tuberculous mycobacteria，NTM）病指除结核分枝杆菌复合群（包括结核、牛、非洲、田鼠、山羊、pinnipedii、suricattae 和 mungi 分枝杆菌）和麻风分枝杆菌以外的一大类分枝杆菌的总称。根据 NTM 的生长速度，伯杰系统细菌学手册（Bergy's manual of systematic bacteriology）将其分为快速生长型和缓慢生长型两大类。脓肿分枝杆菌复合群（M.abscessus complex，MABC）属于快速生长型分枝杆菌（rapidly growing mycobacteria，RGM），3 ～ 5d 有肉眼可见的菌落，多数 1 周内即生长很旺盛。NTM 广泛存在于水、土壤、灰尘等自然环境中，人和某些动物均可感染。NTM 病发生的危险因素，包括宿主因素、药物因素和环境因素。

（二）发病机制及病理改变

NTM 的致病过程与结核病大致相仿。CD4+ T 淋巴细胞等介导的免疫反应和迟发型变态反应在该病发病机制中起重要作用，肿瘤坏死因子 α（tumor necrosis factor-α，

TNF-α）和Ⅰ型干扰素（interferon Ⅰ）也参与NTM病的发病过程。NTM病的病理改变与结核病相似，两者很难鉴别，但NTM病的机体组织反应较弱，其病变程度相对较轻，干酪样坏死较少，纤维化常见。皮肤NTM病变最易侵犯真皮和皮下脂肪组织，其次为深层肌肉组织，局部引流区域淋巴结也可受累。病变早期为急性炎症反应和渗出，随后可见硬结、脓肿和窦道形成。病理改变包括渗出、增生和坏死性病变，新旧病灶常在同一病例中交替存在，其主要病理表现为肉芽肿性病变和非特异性慢性化脓性炎症。

（三）临床表现

皮肤及软组织局部脓肿多由脓肿分枝杆菌、龟分枝杆菌、偶发分枝杆菌引起，往往发生在针刺伤口或开放性伤口或骨折处。NTM皮肤病开始表现为局部皮肤发红、肿痛和硬结，此阶段可以持续1～2年；接着形成皮下及软组织脓肿并破溃，脓肿为冷脓肿，脓液较为稀薄，干酪样坏死物较少，甚至侵犯局部骨与关节组织，造成骨质破坏；病变进展与愈合交替，此起彼伏，且长期迁延不愈。

（四）实验室检查

不应使用口咽拭子培养或血清学检测结果诊断NTM。若考虑是NTM，在留取标本期间要避免服用抗菌药物，尤其是大环内酯类、喹诺酮类、氨基糖苷类、磺胺甲噁唑/甲氧苄啶及利奈唑胺等药物，如果患者正在使用这些药物，建议必要时停药至少2周后再采集标本。

与结核分枝杆菌一样，推荐用荧光染色法的涂片显微镜检查。有些NTM，尤其是快速生长型分枝杆菌，与结核分枝杆菌相比不耐受酒精脱色过程，易于出现假阴性结果。

二代测序技术（next generation sequencing，NGS）：是菌种鉴定分辨率最高的手段，也可用于追踪由NTM引起的特定人群中的传播。其在NTM病的诊断中将发挥越来越大的作用。基质辅助激光解析电离化/飞行间质谱技术（matrix-assisted laser desorption ionization-time of flight mass spectrometry，MALDI-TOF-MS）通过分析不同分枝杆菌的不同质/核比蛋白成分在真空电离过程中获得的特征性的蛋白谱，鉴别分枝杆菌至种水平。该方法具有分辨率高、快速、准确、需要菌量少的优点。

（五）治疗原则

由于大多数NTM对常用的抗分枝杆菌药物耐药，考虑到其临床治疗效果多不确切以及治疗所需费用和药物不良反应，临床医生在决定是否治疗时应权衡利弊、综合判断。

推荐 MABC 皮肤、软组织、淋巴结和骨病的治疗方案：阿米卡星 15mg/（kg·d），1 次 /d，静脉滴注，或阿米卡星雾化吸入制剂 400mg/ 次，2 次 /d，雾化；亚胺培南 / 西司他丁 1g/ 次，2 次 /d，静脉滴注；头孢西丁 200mg/（kg·d），分 3 次给药，静脉滴注，最大量不超过 12g/d；克拉霉素 1000mg/d 或阿奇霉素 250mg/d，口服。若克拉霉素或阿奇霉素耐药选用利奈唑胺 600mg/d 或米诺环素 100mg/ 次，2 次 /d，口服。疗程至少 4 个月，骨病患者的疗程至少 6 个月。对于病灶广泛、脓肿形成及药物疗效不佳者，可积极采用外科清创术或异物清除处理。

（东南大学附属中大医院　刘德林　杨兵全）

参考文献

[1] 中华医学会结核病学分会 . 非结核分枝杆菌病诊断与治疗指南（2020 年版）[J]. 中华结核和呼吸杂志，2020，43（11）：918-946.DOI：10.3760/cma.j.cn112147-20200508-00570.

病例30

钙化防御合并糖尿病足

一、病例介绍

（一）病史

患者男性，42岁，因"血糖升高20年，四肢肢端疼痛半年"。

现病史：患者20年前无明显诱因下出现口干、多饮、多尿，遂就诊于当地医院，明确诊断为"2型糖尿病"，现予优泌乐降糖治疗。患者1年前查肌酐1000 ~ 2000μmol/L，开始维持性血液透析治疗。半年前无明显诱因下出现双手、双足皮温降低，并出现左手示指、中指远端指节及右足姆趾苍白、疼痛，4个月前出现左手示指、中指及右足趾发黑破溃，伴疼痛、肿胀加重，活动受限。3个月前于当地医院行"左手经皮腔内血管成形术"，术后手指可活动，但坏疽、疼痛无好转。

既往史：高血压病5年，最高血压达190/100mmHg，现未服降压药。5年前发现双眼糖尿病视网膜病变，并分次行"右眼白内障超声乳化摘除＋玻璃体切除＋增殖膜剥除＋视网膜激光光凝＋人工晶体植入＋注气术""左眼玻璃体切除＋视网膜复位＋视网膜激光光凝＋注气术。"4年前因"双眼新生血管性青光眼、双眼玻璃体积血"行"右眼睫状体冷冻术＋左眼玻璃体腔注药术"。3年前因"右眼眶蜂窝织炎"行"右眼眼内容物剜出术"。2年前因"左眼新生血管性青光眼"行"左眼玻璃体腔注药术"。

（二）查体

1. 全身检查　血压141/82mmHg，余生命体征正常。右眼球缺如，左眼视力明显下降。心、肺、腹查体未见明显异常，

2. 专科查体　双手、双足皮温低，左手示指、中指及右足姆趾干性坏疽，局部触痛明显。双足足背及胫后动脉搏动减弱（病例30图1）。

（三）化验

1. 糖化血红蛋白：7.5%。

2. 血细胞分析：白细胞计数12.97×10^9/L，中性粒细胞百分比70.70%。血红蛋白143g/L，血小板计数260×10^9/L。

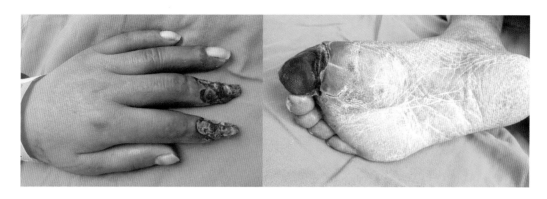

病例 30 图 1　患者皮损

3. 生化（血透前）：钙 2.55mmol/L，无机磷 2.68mmol/L，葡萄糖 7.85mmol/L，尿素 31.2mmol/L，肌酐 803μmol/L，尿酸 470μmol/L，白蛋白 41.1g/L，碱性磷酸酶 149U/L，总胆固醇 6.45mmol/L，高密度脂蛋白 1.12mmol/L，低密度脂蛋白 4.80mmol/L，脂蛋白（a）545mg/L。总维生素 D 15.78ng/ml。

4. 炎症指标：超敏 C- 反应蛋白 6.29mg/L，红细胞沉降率 57mm/h，降钙素原 0.371ng/ml。

5. 纤溶功能：D- 二聚体 659μg/L，纤维蛋白原 4.98g/L。

6. 甲状旁腺激素：129.9pg/ml。

7. 血清 β₂ 微球蛋白：42.6mg/L。

7. 血清 β_2 微球蛋白：42.6mg/L。

8. 病毒八项：乙肝 e 抗体 0.07s/co，乙肝核心抗体 5.94s/co。

（四）检查

1. 四肢 X 线片　双手、双足小动脉及其末梢分支小动脉弥漫连续性钙化；双足退变；骨质疏松（病例 30 图 2）。

2. 胸腹盆部＋下肢 CT 平扫（病例 30 图 3）　胸主动脉、腹主动脉、冠状动脉散在多发钙化斑块，脾动脉、肾动脉显著钙化，肠系膜上动脉、双侧髂内动脉、髂外动脉、盆腔小动脉、双下肢动脉弥漫连续性钙化。阴茎动脉呈"三角形"连续性血管钙化影。

3. 双上肢＋双下肢动脉 CTA　左侧锁骨下动脉远段及腋动脉近段管壁毛糙，管腔显影浅淡；余左侧肱动脉、尺动脉及手动脉网管壁光滑，管腔通畅。双下肢动脉广泛多发钙化；两侧股动脉及股深动脉多发侧枝显影；双侧胫前、胫后动脉、腓动脉、足背动脉及足底动脉局部狭窄。（病例 30 图 4）主干通畅无明显钙化，以外周分支小动脉钙化为主。

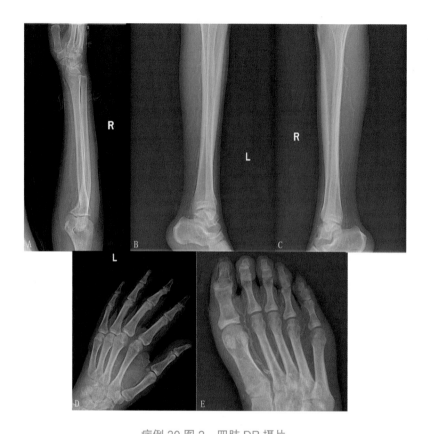

病例 30 图 2　四肢 DR 摄片

注：A. 右前臂正位片；B. 左小腿正位片；C. 右小腿正位片；D. 左手正位片；E. 右足正位片。

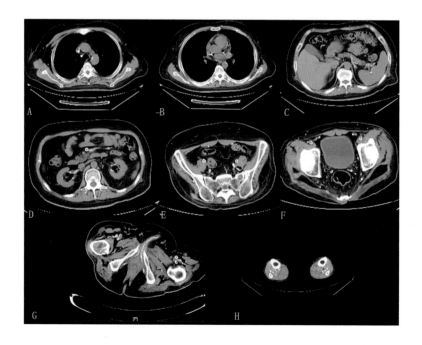

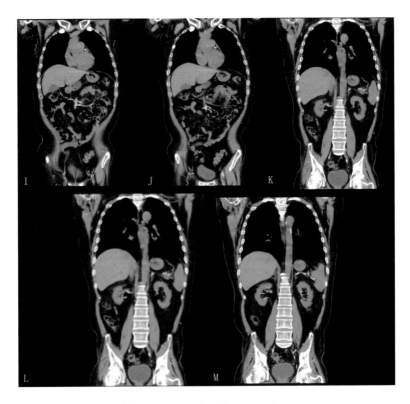

病例 30 图 3　胸腹盆部及下肢 CT

注：A. 胸主动脉钙化；B. 冠状动脉钙化；C. 脾动脉钙化；D. 肠系膜上动脉、肾动脉钙化；E. 髂内、外动脉钙化；F. 盆腔小动脉钙化；G. 阴茎动脉钙化；H. 下肢动脉钙化；I. 腹腔干及其分支连续性钙化；J. 肠系膜上动脉及其分支连续性钙化；K. 左肾动脉钙化；L. 右肾动脉连续性钙化；M. 双肾动脉分支钙化。

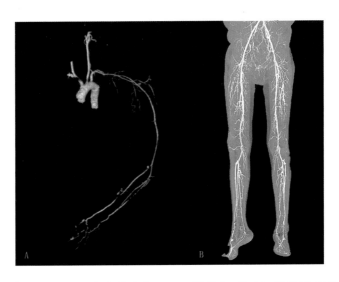

病例 30 图 4　A. 左上肢动脉 CTA 三维重建；B. 双下肢动脉 CTA

4. ^{99m}Tc-MDP 全身骨扫描（病例 30 图 5） 双侧小腿皮下散在絮状及结节状钙化影。

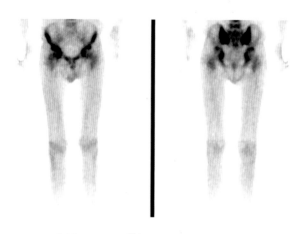

病例 30 图 5　^{99m}Tc-MDP 全身骨扫描

（五）皮肤活检病理

（右下肢正常皮肤）标本示（病例 30 图 6）：光镜下见皮肤组织 1 块，内有 4 条小动脉，内膜及中膜未见增生，管腔内未见血栓形成，小动脉壁 von kossa 及茜素红染色阳性，提示钙盐沉积。

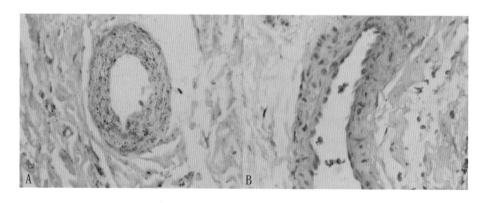

病例 30 图 6　右下肢正常皮肤病理

注：A 小动脉壁见黑色颗粒沉积（Von Kossa 染色，40×10）；B 小动脉壁见砖红色颗粒沉积（茜素红染色，40×10）。

（六）诊断及依据

1. 2 型糖尿病　糖尿病足。

2. 慢性肾功能不全 CKD5 期 维持性血液透析。

3. 钙化防御 累及左手第 2、第 3 指及右足第 1 足趾。

4. 高血压病 3 级（极高危）。

5. 左眼人工晶体眼 左眼糖尿病性视网膜病变，右眼球缺如。

二、诊疗经过及随访

入院后考虑患者存在高钙血症、高磷血症、糖尿病等钙化防御高危因素，临床表现、影像学检查、皮肤病理均支持钙化防御的诊断。予硫代硫酸钠 3.2g/d（起始量），逐渐加量至 5.12g/d 静脉滴注，由于患者有轻度胃肠道反应，硫代硫酸钠调整至 4.48g/d 维持；充分镇痛，多种止痛药物联用，止痛药最大剂量时为氨酚羟考酮 5mg 3 次 / 日、加巴喷丁 0.3g/d（透析后加用 0.3g）、盐酸曲马多缓释片 0.1g/d；予前列地尔 10μg/d 改善循环；予碳酸镧 500mg 2 次 / 日控制血磷；余予高压氧 1～2h/d、光波治疗、间断血液透析滤过加强透析充分性、控制血糖、调脂等综合治疗。

经过一个疗程治疗后患者疼痛缓解，NRS 疼痛评分由入院时的 8 分降至 0 分。于第一次出院之后再次入院进行第二疗程治疗，查体可见左足跟部黑色焦痂，约 4cm×4cm，伴深大溃疡及渗出，约 1cm×2cm，无明显疼痛（病例 30 图 7）；手指坏疽未进展。考虑为钙化防御和糖尿病足同时存在，予硫代硫酸钠静脉滴注、抗感染、改善循环等综合治疗。因患者皮损进展较快，病情较重，于 40 天后死亡。

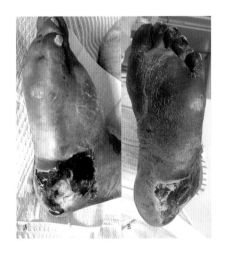

病例 30 图 7　皮损进展情况（左足）

注：A.2019 年 4 月左足皮损；B.2019 年 5 月左足皮损。

三、治疗中容易误诊的因素及治疗的体会

本例患者临床表现为手指、足趾干性坏疽，酷似动脉粥样硬化闭塞症表现。但

CTA 检查未发现上下肢动脉闭塞；CT 提示主动脉散在钙化斑块，可见外周中小动脉弥漫连续性钙化，阴茎动脉呈"三角形"连续性血管钙化影；ECT 骨扫描见双侧小腿皮下散在絮状及结节状钙化影，为钙化防御特异性表现。皮肤活检 Von Kossa 染色、茜素红染色示小动脉中膜钙化，故该患者主要诊断为外周型钙化防御。考虑患者糖尿病病史多年，全身血管广泛钙化，下肢 CTA 提示双侧胫前、胫后动脉、腓动脉、足背动脉及足底动脉局部狭窄，后期患者左足皮肤未进一步破溃的情况下出现全足缺血坏死，提示左足供血不足，是糖尿病周围血管病的表现，而不仅仅是钙化防御导致皮肤软组织缺血问题，故考虑最终诊断为外周型钙化防御合并糖尿病足。当然，动脉粥样硬化和尿毒症会对患者的左足缺血性坏死起到进一步促进作用。

四、误诊疾病的系统介绍

钙化防御是以皮下脂肪组织及真皮内微血管钙化、闭塞导致的剧痛、缺血性皮损为特征的血管疾病。其危险因素有应用华法林、应用大剂量含钙磷结合剂、女性、肥胖、甲状旁腺功能亢进、长期透析等。钙化防御常表现为皮疹、难以忍受的瘙痒、干性坏疽、剧痛及消化道出血等。坏疽导致的败血症是导致钙化防御患者死亡的重要原因。X 线、CT 可发现全身中小血管广泛钙化，ECT 可发现皮损局部软组织高密度影，CTA 可能显示大中血管狭窄但无闭塞。皮肤活检是明确诊断的重要手段，可见皮下小动脉内膜增生和纤维化、中层钙化、微血栓形成，von kossa 和茜素红染色可见小动脉壁钙盐沉积。包括糖尿病足在内的许多疾病的临床表现与钙化防御相似，需要通过细致的临床检查、组织学特征、实验室检查结果和影像学结果等进行鉴别诊断。

（东南大学附属中大医院　谢筱彤）

参考文献

[1]Nigwekar SU，Thadhani R，Brandenburg VM.Calciphylaxis[J].N Engl J Med，2018，378：1704-1714.

[2]McCarthy JT，el-Azhary RA，Patzelt MT，et al.Survival，Risk Factors，and Effect of Treatment in 101 Patients With Calciphylaxis[J].Mayo Clin Proc，2016，91（10）：1384-1394.

病例 31

糖尿病足合并创面皮肤假上皮瘤样增生

一、病例介绍

（一）病史

患者男性，85岁，主因"糖尿病史22年，左足破溃9个月"入院。

现病史：9个月前泡脚、修脚后左足第2趾破溃，修脚人员外敷"药膏"（具体不详），未见明显好转。3个月前就诊于当地医院，门诊换药处理后仍不见好转。1个月前左足第1趾疼痛，流脓，遂收住入院。

既往史：既往有冠心病、房颤、高血压病史。

（二）查体

1. 全身检查　生命体征正常，左肺呼吸音清，右下肺呼吸音稍低。心率80次/分，心律绝对不齐。

2. 专科检查　左下肢指凹性水肿。双足拇外翻。左足稍肿胀，第2趾肿胀明显，其足底胫侧可见2cm×3cm溃疡，可见较多坏死组织。第2趾背侧可见直径0.3cm溃疡，已愈合。第2趾腓侧可见直径0.5cm，深1.5cm溃疡，有白色脓液溢出，触痛，无明显异味（病例31图1）。双侧足背动脉及胫后动脉搏动减弱，10g尼龙单丝及128Hz音叉因听力障碍不能配合。

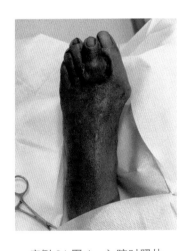

病例31图1　入院时照片

（三）化验

1. 糖化血红蛋白 8.3%。

2. 血常规：白细胞计数 6.32×10^9/L，中性粒细胞百分比 64.1%，血红蛋白 102g/L，血小板 191×10^9/L。

3. 感染指标：C- 反应蛋白 15.1mg/L，降钙素原 < 0.05 μg/L，红细胞沉降率 47mm/h，创面分泌物培养为铜绿假单胞菌。

4. D 二聚体 0.92mg/L。

5. 24 小时尿微量白蛋白 41.6mg。

（四）检查

1. 足部X线（病例31图2）：左足第 2 ~ 3 跖趾关节及第2近中节趾骨骨吸收、破坏，伴有周围软组织肿胀，骨质疏松。胸部CT：①双肺多发微小结节；②双肺多发条索、钙化、磨玻璃样影，考虑慢性炎症及陈旧性病变；③右侧胸腔积液伴右下肺局部伴膨隆不张，左侧增厚，心影稍大，心包积液。

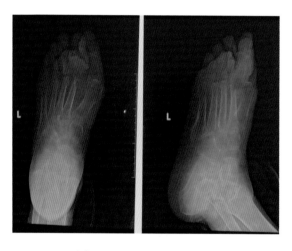

病例 31 图 2　左足正侧位片

2. 经皮氧分压　左侧足背 21mmHg，右侧足背 74 mmHg。下肢动脉超声：双下肢动脉硬化伴多发附壁斑块形成，双侧股总、股浅、腘、胫前动脉节段性狭窄（中度）。ABI：左侧 1.03，右侧 1.04。

3. 超声心动图　①主动脉硬化；②左心房增大；③左室间隔、下壁、后壁运动幅度减低；④心律不齐；⑤左室舒张功能降低；⑥二尖瓣反流（中度）、三尖瓣反流（中度）、主动脉瓣反流（轻到中度）、肺动脉瓣反流（轻度）；⑦肺动脉高压（轻度）。心电图：心室率99次 / 分，律绝对不齐，房颤伴室内差异性传导或室性早搏，非特异性

T波改变。

（五）初步诊断

1. 2型糖尿病合并糖尿病足3级D期（左足，Texas分级），足感染（中度，IDSA分级），骨髓炎 糖尿病周围动脉病变，周围神经病变。

2. 冠状动脉粥样硬化性心脏病 无症状心肌缺血 心律失常 心房颤动 心功能Ⅱ级（NYHA分级）。

3. 高血压病（极高危）。

4. 轻度贫血。

5. 心包积液。

6. 胸腔积液。

二、诊疗经过及随访

1. 降糖、降压、改善循环、降尿蛋白、营养神经治疗。

2. 左足第2趾截趾及足底清创，每日换药。术后40余天后出院，创面几乎愈合，周围爬皮好，无红肿。

3. 随访 出院后第2趾创面愈合。1个月后左足第3趾破溃，门诊换药治疗2个月迁延不愈，遂再次住院。发现左足第2趾截趾后创面覆盖白色浸渍样皮肤，第3趾肿胀，其根部足背腓侧可见直径约0.5cm窦道，可探及骨质，内有分泌物及坏死组织。入院后截去第3趾，并进行清创，将创面组织送病理（病例31图3），回报为：炎性渗出坏死物、肉芽组织，角化物及少许伴不全角化的鳞状上皮。术后50天创面直径0.2cm，周围有爬皮，好转出院。出院后创面未完全愈合，间断门诊清创，自行每日换药。5个月后突然左足足背第3、第4跖趾关节处皮肤隆起，皮肤红，收入院。可见左足第2、第3趾缺如，截趾后创面1.5cm×2.5cm。内有白色异常皮肤、坏死组织及分泌物，少量肉芽组织，周围皮肤发红，第3、第4跖趾关节背侧皮肤稍隆起直径约1.7cm。皮肤发红。给予清创后将创面组织送病理（病例31图4），回报鳞状上皮显著假上皮瘤样增生，局部恶变倾向不除外。因创面内反复出现白色异常皮肤，故2周后再次取多部位组织送病理（病例31图5），回报（创面上部）鳞状上皮乳头状增生伴过度角化及不全角化，（创面下部）鳞状上皮假瘤样增生伴过度角化及不全角化，（泥沙样组织）表层鳞状上皮及脓性渗出坏死物。请皮肤科及肿瘤科医生会诊，考虑为癌前病变，并未转为恶性，患者年龄较大，建议以保守治疗为主，暂不考虑手术截肢。经过间断清创，创面无脓性分泌物，逐渐缩小，周围有爬皮，遂出院，在家自行换药。患者每2周来门诊复查一次，创面内无明显坏死，但仍有较多泥沙样白色皮肤，可以清除，清除后有一定渗血。创面基本处于稳定，但仍未愈合（病例31图6）。半年后因感染新冠去世。

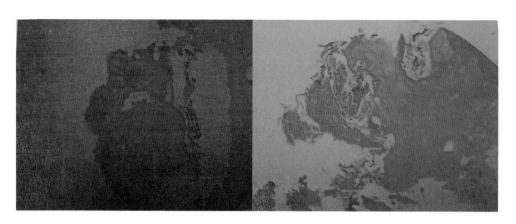

病例 31 图 3　第一次病理

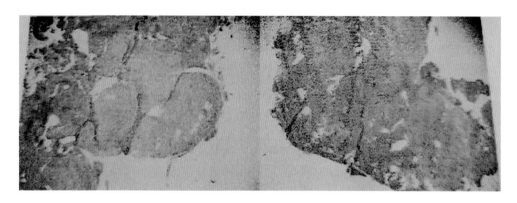

病例 31 图 4　第二次病理

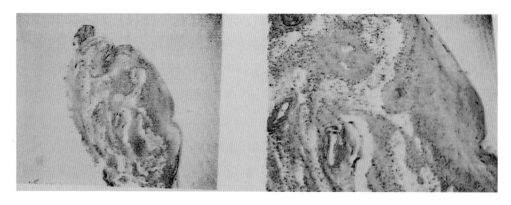

病例 31 图 5　第三次病理

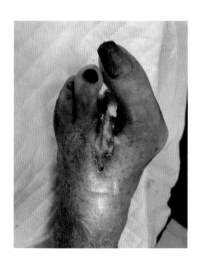

病例 31 图 6　门诊随访复查时足部创面情况

三、治疗中容易误诊的因素及治疗的体会

这是一位高龄老年患者，糖尿病病史也较长，有周围神经病变，周围动脉病变，一开始合并有感染，临床表现、炎性标志物及足部 X 线都支持糖尿病足感染的诊断，且合并有骨髓炎，故第一住院诊断治疗都没有问题。随着创面的迁延不愈，1 年后 2 次截趾之后，迁延不愈，出现了创面中间皮肤过度生长，反而肉芽组织生长缓慢，这就和糖尿病足创面的常规愈合过程不符合，遂取组织进行了多次病理检查，没有真正发现癌细胞，但有瘤样增生。这时一定要和皮肤科与肿瘤科医生进行沟通，根据患者的具体情况，包括家属的意见来决定是保守治疗还是手术根治。该患者从创面处理的角度来看，保守治疗虽然没有使创面愈合，但创面没有恶化，没有扩散，也没有对患者的重要脏器和生命构成威胁。

四、误诊疾病的系统介绍

皮肤创（烧）伤、炎症刺激、慢性皮肤病和皮肤肿瘤等多种疾病可继发罕见的假上皮瘤样增生或假上皮瘤样肉芽肿病变。

1. 临床表现　病变最初发生在原发病的边缘，多表现为多个小米粒样红疹，然后迅速长大，互相融合成片，质较硬，表面隆起、污秽、暗红或灰暗，有的被覆一层上皮或被覆盔甲样（渗出物）干痂，破溃后流出血性渗出物，创面分泌物增多，创面加深扩大，色灰暗，创周炎性水肿明显。但病变部位既无脓头也无脓腔，与疖痈不同。其特点是在初愈区和未完全愈合的创面上发生迅速生长的、单发或多发的肿瘤样病变。

在长期不愈者或慢性皮肤创面可无分泌物或帽状物覆盖，其病变外围扩张趋势减缓，但有向深部组织呈浸润性生长的趋势，病变组织脆性增加，可呈基底细胞癌样菜花状外观，可伴有异味或腥臭，其表现与"基底细胞癌"极为相似，甚至呈现与鳞状细胞癌和黑色素瘤相似的和不能解释的潜在性恶性过程。

2. 病理表现　假上皮瘤样增生可呈不同程度的过度角化、不典型鳞状上皮组织增生和乳头状瘤样病理改变，表面缺失脓性物质，有或无帽状物覆盖，其结缔组织纤维层可向下伸展到肌肉组织，并有其特征性是肉芽肿样病变而不是化脓性病变。在由肿瘤引发的病变时，假上皮瘤样增生可表现良性上皮性肿瘤（如脂溢性角化病）的组织学特征，但与鳞状细胞癌不同，其鳞状上皮增生通常与真皮内病理过程相关联，缺乏明确的不典型胞核、丰富的或异常的有丝分裂和明显的角化不良。假上皮瘤样增生是继发于多种疾病的皮肤良性肿瘤。

3. 鉴别诊断　临床上假上皮瘤样增生需要与高分化的鳞癌相鉴别。除了典型的病理形态不一致，同时可以借助免疫组化等技术帮助鉴别。

（徐　俊　天津医科大学朱宪彝纪念医院）

参考文献

[1] 姜笃银，付小兵，盛志勇 . 皮肤假上皮瘤样增生病变的研究进展 [J]. 中国组织工程研究，2005，21（5）：394-397.

[2] 国家卫生健康委员会能力建设和继续教育中心主编 . 创面修复科专科医师分册 [M]. 郑州：郑州大学出版社，2021.

[3] 中华医学会皮肤性病学分会皮肤肿瘤研究中心，中国医师协会皮肤科医师分会皮肤肿瘤学组 . 皮肤鳞状细胞癌诊疗专家共识（2021）[J]. 中华皮肤科杂志，2021，54（8）：653-664.

脂膜炎

例一：

一、病例介绍

（一）病史

患者女性，61 岁，主因"左小腿红斑伴疼痛 4 个月余，加重 1 个月余"入院。

现病史：2021 年 6 月中旬患者无明显诱因左小腿出现一枚黄豆大小红斑，伴轻度疼痛，未予重视，其后皮疹逐渐增多，遂 2021 年 8 月 26 日就诊于我院北区门诊，诊断为"湿疹、血管炎"，给予外用龙珠软膏，效果欠佳。9 月 10 日就诊于北京某医院，诊断为"结节性红斑、关节炎"，给予口服双氯芬酸钠肠溶片，外用双氯酚酸二乙胺乳胶剂，效果欠佳。此后分别于 10 月 8 日、10 月 18 日就诊于我院北区门诊及我科门诊，诊断"结节性红斑、血管炎"，给予口服米诺环素（盐酸盐）胶囊、复方甘草酸苷片（H）、雷公藤多甙片，外用多磺酸粘多糖乳膏（H）糠酸莫米松乳膏等治疗，效果欠佳，为进一步检查及治疗入院。患者目前精神好，体力正常，食欲正常，睡眠正常，体重无明显变化，大便正常，排尿正常。

既往史：无特殊病史。

（二）查体

1. 全身检查　生命体征正常，心肺腹无异常。

2. 专科查体　左小腿水肿，左小腿内侧可见直径约 8cm 圆形红斑，边界尚清，及散在黄豆大小的红斑、结节，压痛明显（病例 32 图 1）。

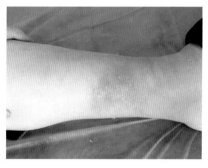

病例 32 图 1　小腿创面（入院时）

（三）化验

1. 全血细胞分析　红细胞平均血红蛋白浓度 315.00g/L ↓，血小板计数 407.00 × 10^9/L ↑，血小板压积 0.42% ↑。

2. 神经元特异性烯醇化酶（NSE）18.80ng/ml ↑。

3. 生化　总胆红素 27.20μmol/L ↑，直接（结合）胆红素 7.00μmol/L ↑，低密

度脂蛋白胆固醇 1.86mmol/L↓。

4. 甲状腺功能、手术感染八项、血沉、凝血六项、免疫 6 项、尿常规＋尿沉渣、糖化血红蛋白、便常规＋双法便潜血均正常。

（四）检查

1. 胸部 CT　右肺下叶慢性炎症。

2. 腹部超声　肝、胆、胰、脾、双肾未见异常。

3. 腰椎及股骨颈骨密度提示骨质疏松。

（五）初步诊断

硬化性脂膜炎。

二、诊疗经过及随访

2021 年 10 月 20 日收入院，入院后按照血管炎、结节性红斑，予葡萄糖酸钙注射液、维生素 C 注射液、复方甘草酸苷注射液静脉滴注，口服雷公藤多苷片、盐酸米诺环素胶囊、芦丁片、迈之灵片、布洛芬缓释胶囊，外用卤米松／三氯生乳膏抗感染治疗 5 天，效果不甚明显，皮损红斑水肿、局部皮温升高。经皮肤病理明确"硬化性脂膜炎"诊断（病例 32 图 2）。给予"甲泼尼龙（8mg 3 次／日）、雷公藤多苷片"，治疗 12 天后左小腿水肿消退，左小腿内侧较大红斑基本消退，留有片状色素沉着，原有散在红斑、结节基本消退。出院后进行规律激素减药。2023 年 3 月 15 日减至 2mg 停药后复发并加重。调整治疗为芦丁片 40mg 3 次／日、甲氨蝶呤片 7.5mg 1 次／周、叶酸片 5mg 1 次／周、白芍总苷胶囊 0.6g 2 次／日、沙利度胺片 50mg 2 次／日、盐酸米诺环素胶囊 100mg 2 次／日、口服甲泼尼龙片 8mg 3 次／日，疼痛明显缓解。专科查体：双下肢硬度较前明显减轻，红斑颜色较前明显变淡，无新发皮疹（病例 32 图 3）。

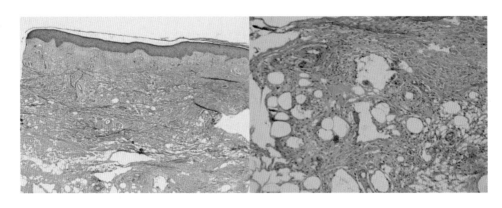

病例 32 图 2　皮肤组织病理

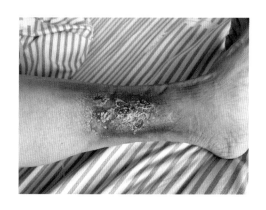

病例 32 图 3　小腿创面（2 个月后）

例二：

一、病例介绍

（一）病史

患者女性，45 岁，主因"身丘疹结节伴痒 2 年，淋巴结肿大 8 月"入院。

现病史：患者 2018 年春季于双小腿出现散在分布黄豆大小的丘疹，瘙痒明显，不伴发热，于当地诊断为"湿疹；丘疹性荨麻疹"，口服"中药汤剂（具体不详）"后皮损改善不明显，不久皮损泛发全身，呈全身散在分布黄豆大小丘疹，瘙痒明显，并逐渐加重。同年 12 月患者就诊于当地皮肤病专科医院，诊断"痒疹"，给予口服、外用药物后（具体不详），躯干及上肢皮损部分消退，下肢皮损改善不明显。2019 年 10 月患者就诊于当地医院，诊断"结节性痒疹"，给予口服"中药及沙利度胺片"后，出现全身弥漫性水肿性红斑，伴枕后淋巴结肿大，患者于当地医院住院治疗，诊断"多形红斑；结节性痒疹"，给予口服甲泼尼龙片 60mg/ 日、氯苯那敏片、氯雷他定胶囊，水肿性红斑消退，但丘疹、结节改善不明显。2019 年 12 月至 2020 年 1 月间，患者三次就诊于我院皮肤科，均诊断为"结节性痒疹"，给予口服中药及外用药物，皮损改善不明显。今年 1 月患者先后于左、右侧大腿伸侧出现鸡蛋大小皮肤肿物，质软、轻度触痛，伴发热（最高 38.6℃），患者未治疗，1 周左右肿物自行破溃流黄色液体，瘢痕愈合。患者 2020 年 5 月 9 日于北京协和医院查抗核抗体谱阴性，ANCA（－）、乙肝表面抗体（＋）、乙肝 e 抗体（＋）、乙肝核心抗体（＋），血清总 IgE ＞ 5000U/ml；2020 年 5 月患者于当地医院查皮肤病理示小叶性脂膜炎，可见泡沫细胞及大量淋巴细胞。现为进一步检查及治疗入院。患者目前精神欠佳，体力下降，食欲一般，因瘙痒睡眠较差，近5月来体重下降约10kg，大便正常，排尿正常。

既往史：2020年5月患者于右侧大腿及小腿行皮肤活检术，右小腿伸侧可见1cm左右瘢痕，大腿伸侧术后伤口开裂、红肿，表面可见黄色脓液附着。

（二）查体

1. 全身查体　生命体征正常，心肺腹无异常。

2. 专科查体　头面、躯干、四肢弥漫性暗红斑，其上干燥脱屑，躯干、双上肢散在分布黄豆大小的丘疹、结节，双小腿密集分布花生大小的结节，部分结节融合成斑块，其上可见搔抓痕及少许渗出；大腿伸侧术后伤口开裂、红肿，表面可见黄色脓液附着；双小腿凹陷性水肿；触诊浅表淋巴结肿大，左侧及右侧枕后分别有鸡蛋大小及龙眼大小肿大淋巴结，左右腹股沟可触及多个拇指大小淋巴结，颈部可触及多个黄豆大小的淋巴结，双侧腋窝下可触及多个拇指大小的淋巴结（病例32图4）。

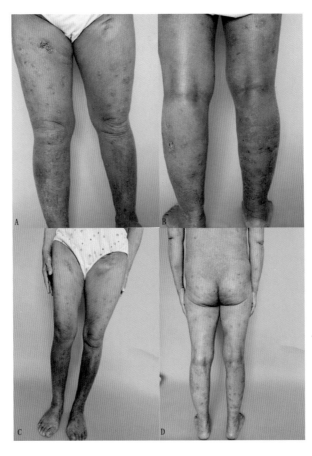

病例32图4　腿部皮损

注：A、B：腿部皮损（入院时）；C、D：腿部皮损（1个月后）。

（三）化验

1. 血常规：红细胞平均血红蛋白含量 26.9pg ↓、红细胞体积分布宽度 16.6% ↑、嗜中性粒细胞百分比 20.8% ↓、单核细胞百分比 11.0% ↑、嗜酸性粒细胞百分比 20.5% ↑、嗜中性粒细胞绝对值 $1.4 \times 10^9/L$ ↓、单核细胞绝对值 $0.7 \times 10^9/L$ ↑、嗜酸性粒细胞绝对值 $1.4 \times 10^9/L$ ↑、嗜碱性粒细胞绝对值 $0.1 \times 10^9/L$ ↑，余正常；外周血形态分析示淋巴细胞百分比 45% ↑、单核细胞百分比 17% ↑、分叶核粒细胞百分比 21% ↓、嗜酸分叶核细胞粒百分比 17% ↑。

2. 生化　三酰甘油 2.09mmol/L ↑、高密度脂蛋白 0.82mmol/L ↓、白蛋白 37.4g/L ↓、白蛋白：球蛋白 1.0 ↓、前白蛋白 168mg/L ↓、血淀粉酶 29U/L ↓、乳酸脱氢酶 519U/L ↑、a-羟丁酸脱氢酶 354U/L ↑、肌酸激酶 34U/L ↓、铁蛋白 19ug/L ↓。

3. 凝血功能　D-二聚体定量 256ng/ml ↑。

4. 肿瘤全套　正常。

5. ANCA 抗体谱　正常。

（四）检查

1. 颈部超声　示双侧颈部多发异常肿大淋巴结；腹部超声示肝、胆、胰、脾、双肾未见异常；腹股沟淋巴结示双侧腹股沟区异常淋巴结增大，左侧较大 1.5cm×3.5cm，右侧较大 1.5cm×2.7cm，边界欠清晰，形态欠规则，内可见淋巴门结构，彩色多普勒显示其内血流信号丰富。

2. 胸部 CT　示右肺上叶前段、右肺下叶后基底段钙化灶，双侧腋窝肿大淋巴结，左侧乳腺内多发点状钙化灶；上腹部 CT 示肝左外叶上段多发低密度，考虑肝囊肿可能性大；下腹部 CT 平扫未见异常；盆腔 CT 示盆腔、双侧腹股沟多发肿大淋巴结。

3. 外院病理（病例32图5）　镜下大量脂肪组织，脂肪小叶周围大量炎细胞浸润，以单一核细胞为主，见较多的嗜酸性粒细胞，见有泡沫细胞；表皮增生，表皮角化过度伴角化不全，表皮水肿；真皮浅层血管周围明显炎细胞浸润，见大量浆细胞及散在嗜酸性粒细胞。s100（-）、CD1a（-）、CD68（+）；256223：CD3（+）、CD20（+）、CD4（+）、CD8（+）、CD38（+）、CD138（+）、paax-5（-）、ki67 < 5%，抗酸（-）。

（五）初步诊断及依据

1. 初步诊断　①结节性非化脓性脂膜炎；②痒疹；③淋巴结肿大；④皮肤感染。

2. 拟诊讨论　①中年女性，慢性病程，逐渐加重；②双侧大腿肿块破溃流黄色液体，伴发热（最高 38.6℃），皮肤病理示小叶性脂膜炎，可见泡沫细胞及大量淋巴细胞，根据患者病史及皮肤病理，结节性非化脓性脂炎诊断明确，结节性非化脓性脂膜炎常常为继发性改变，仍需积极查找原因，常见引起结节性非化脓性脂膜炎的疾病有 SLE、胰腺相关疾病及淋巴瘤，此外病理中可见泡沫细胞的疾病有感染性疾病，如结核或麻风，或代谢性疾病如黄瘤病；③躯干、双上肢散在分布黄豆大小的丘疹、结节，双小腿密集分布花生大小的结节，部分结节融合成斑块，伴剧烈瘙痒，考虑痒疹可能性大，但是部分皮损比较浸润，需要排除斑块期 MF；④全身症状明显：全身多处浅表淋巴结无痛性肿大，常见引起浅表淋巴结肿大的原因有感染、肿瘤，需完善检查，明确淋巴结肿大的原因；体重降低（近 5 个月体重下降 10kg）；⑤大腿伸侧术后伤口开裂、红肿，表面可见黄色脓液附着，皮肤感染诊断明确。

二、诊疗经过及随访

针对结节性非化脓性脂膜炎；痒疹：静脉滴注维生素 C 注射液及葡萄糖酸钙注射液，口服依巴斯汀片（H）、酮替芬片，外用酸莫米松乳膏及硼酸软膏；针对皮肤活检术后；皮肤感染：口服多西环素肠溶胶囊，外用庆大霉素（硫酸盐）注射液、双氧水冲洗伤口，伤口换药，复方多粘菌素 B 软膏外用；针对水肿：给予口服氢氯噻嗪片、螺内酯片。诉无明显瘙痒，双下肢水肿基本消退。治疗 7 天后突然出现头面部红斑肿胀，躯干、双腿大片新发红斑。

结核杆菌 γ-干扰素释放试验 0.00pg/ml，ANCA（-）；过敏源示 IgE ＞ 1000U/ml。病毒八项示风疹病毒 IgG 抗体、巨细胞病毒 IgG 抗体、单纯疱疹病毒 1 型 IgG 抗体升高，EB 病毒六项示 EB 病毒衣壳抗原 IgA 抗体、EB 病毒衣壳抗原 IgG 抗体、EB 病毒衣壳抗原 IgM 抗体、EB 病毒核抗原 IgG 抗体阳性，直接抗人球蛋白试验阴性（-），免疫六项示免疫球蛋白 A、补体 C3、C- 反应蛋白升高；血轻链 KAP1610mg/dl ↑、血轻链 LAM789mg/dl ↑、尿轻链 KAP13.1mg/dl ↑。骨穿结果：骨髓涂片示增生活跃，G ＝ 43.5%。E ＝ 37.5%、G/E ＝ 1.16；粒系：原粒以下可见原始粒细胞及早幼粒细胞比例增高，分别占 1.5% 及 3.5%，中性杆状核粒细胞比例减低，可见巨幼变，余各阶段比例及形态大致正常；红系：增生活跃，早有红以下可见，中、晚幼红细胞比例增高，形态正常，余各阶段比例及形态大致正常。成熟红细胞大小不等，可见嗜多色红细胞。淋巴细胞及单核细胞比例及形态大致正常；全片巨核细胞不少；浆细胞比例增高，形态大致正常，片中可见吞噬细胞，全片未见寄生虫。骨髓免疫分型（细胞膜分化抗原）检测：成熟淋巴细胞比例不高，髓系原始细胞比例不高，均未见异常，粒细胞比例减低，轻度发育模式异常，嗜酸性粒细胞比例增高。（腹股沟）淋巴结：以 T 淋巴细胞增生为主的混合性细胞增生，倾向皮病性淋巴结炎，伴 EBV 感染，EBER 阳性。

诊断：①EB病毒感染；②淋巴结肿大：淋巴结炎；③结节性非化脓性脂膜炎；④皮肤感染；⑤高脂血症；⑥低蛋白血症；⑦肝囊肿；⑧电解质紊乱；⑨高尿酸血症；⑩肝功能异常；11中度贫血。

治疗上静脉滴注更昔洛韦注射液、维生素C及葡萄糖酸钙注射液，皮下注射重组人干扰素α-1b注射液，口服盐酸米诺环素胶囊、羟氯喹片抗感染治疗。全身红斑肿胀消退（病例32图6）。

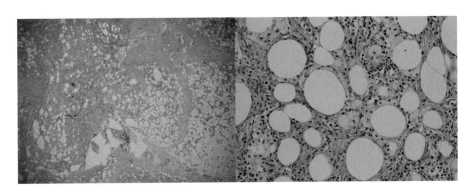

病例32图5　皮肤组织病理

注：镜下大量脂肪组织，脂肪小叶周围大量炎细胞浸润，以单一核细胞为主，见较多的嗜酸性粒细胞，见有泡沫细胞。s100（-）、CD1a（-）、CD68（+），抗酸（-）。

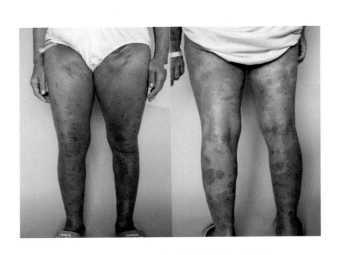

病例32图6　腿部皮损（入院1周后）

三、治疗中容易误诊的因素及治疗的体会

对脂膜炎的怀疑通常最先来自于体格检查。虽然肉眼可能只看见非特异性区域的红斑，但对受累区域进行触诊，可发现位于真皮层下的炎症反应形成的深部结节和斑

块。根据脂膜炎的类型，还可能发现其他特征，如溃疡、萎缩或硬化。皮损压痛较为常见，但并非所有患者都会出现。一旦考虑脂膜炎，临床和／或组织病理学评估将有助于确认脂膜炎的诊断，并鉴别脂膜炎的亚型，从而使患者得到恰当的治疗。

四、误诊疾病的系统介绍

脂膜炎即皮下脂肪层的炎症，是一种相对少见的疾病，通常表现为炎性结节或斑块。脂膜炎有多种亚型，包括与感染、外部损伤、恶性肿瘤以及炎性疾病相关的脂膜炎。

对脂膜炎的怀疑通常最先来自于体格检查。虽然肉眼可能只看见非特异性区域的红斑，但对受累区域进行触诊，可发现位于真皮层下的炎症反应形成的深部结节和斑块。根据脂膜炎的类型，还可能发现其他特征，如溃疡、萎缩或硬化。皮损压痛较为常见，但并非所有患者都会出现。一旦考虑脂膜炎，临床和／或组织病理学评估将有助于确认脂膜炎的诊断，并鉴别脂膜炎的亚型，从而使患者得到恰当的治疗。

诊疗过程中除行组织病理学明确诊断外，尚需结合临床特征，寻找相关病因。根据病因对脂膜炎临床分型如病例 32 表 1。

病例 32 表 1　根据病因对脂膜炎临床分型

感染和侵扰
细菌、分枝杆菌或真菌感染
寄生虫
节肢动物咬伤
创伤
冷性脂膜炎（冰棍性脂膜炎、马术脂膜炎、新生儿皮下脂肪坏死、新生儿硬肿）
钝性创伤
间质性脂膜炎（医源性、意外或故意注射）
辐照后脂膜炎
酶促破坏
胰腺脂膜炎
α-1 抗胰蛋白酶缺乏症
恶性肿瘤
淋巴瘤
自噬性组织细胞性脂膜炎
白血病皮肤／转移

续表

沉积

　　痛风性脂膜炎

　　钙化防御

　　高草酸尿症

炎症性

　　结节性红斑

　　脂肪性皮肤硬化症（硬化性脂膜炎）

　　迁移性结节性红斑 / 亚急性结节性迁移性脂膜炎 / 慢性结节性红斑

　　硬结性红斑 / 结节性血管炎

　　血管炎（尤其是结节性多动脉炎）

　　浅表迁移性血栓性静脉炎

　　类固醇后脂膜炎

　　狼疮性脂膜炎

　　皮肌炎性盘炎

　　结缔组织病脂膜炎

　　深硬斑病

　　糖尿病类脂坏死

　　类风湿结节

　　环状皮下肉芽肿

　　皮下结节病

　　麻风结节性红斑

参考文献

[1]Diaz Cascajo C，Borghi S，Weyers W.Panniculitis：definition of terms and diagnostic strategy[J].Am J Dermatopathol，2000，22：530.

[2]Requena C，Sanmartín O，Requena L.Sclerosing panniculitis[J].Dermatol Clin，2008，26：501.

（王瑞艳　李晓欣　郭广进　张　敏　顾伟杰

庞晓文　张　妲　空军特色医学中心）

血管角化瘤

一、病例介绍

（一）病史

患者主因"发现血糖升高 20 年，双足破溃 1 周"入院。

现病史：患者 20 年前检查发现血糖升高，当地医院诊断糖尿病，近 20 年来一直规律使用胰岛素，但未规律监测血糖。近期降糖方案为精蛋白锌胰岛素（30R）早 24U 晚 22U。近 1 周出现双足破溃，以右足足背局部皮肤破溃尤甚，3 天前就诊于当地医院完善双下肢 CTA 提示：双下肢动脉粥样硬化（左侧腘动脉及双侧胫前、胫后动脉部分闭塞伴周围侧枝循环形成，右股动脉局部重度狭窄，左侧股动脉局部重度狭窄，左侧股动脉局部中度狭窄，双侧髂内动脉局部中重度狭窄），今日就诊于安医大一附院内分泌科，门诊拟"糖尿病足、下肢血管闭塞"入院。病程中，患者无发热，无头晕头痛，无心慌胸闷等，无咳嗽咳痰，无视物模糊，有双下肢肢体疼痛伴瘙痒，无四肢麻木。

既往史：有高血压病史 20 年，最高血压 164/102mmHg，服用吲达帕胺降压。1 年前出现脑梗死，无后遗症。有头孢类药物过敏史。

（二）查体

1. 全身检查　生命体征正常。心、肺、腹无异常。

2. 专科检查　右足背动脉搏动较左侧减弱，双侧胫后动脉搏动减弱，双足足背可见紫红色斑丘疹，右足足背局部皮肤破溃，约 4cm×2cm，部分皮肤上覆有黄色痂壳和脓苔，未见明显脓性分泌物渗出，可闻及异味（病例 33 图 1）。双足皮温降低，双足震动觉、压力觉、温度觉、针刺觉减退，双侧膝反射正常，双侧踝反射未引出。

（三）化验

1. 血常规　白细胞计数 $5.80×10^9$/L，嗜中性粒细胞绝对数 $3.05×10^9$/L，红细胞计数 $4.61×10^{12}$/L，血红蛋白 133g/L，

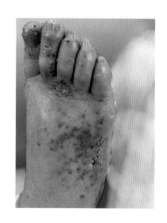

病例 33 图 1　右足入院时

血小板计数 240×10^9/L。

2. 感染指标 C- 反应蛋白 3.23 mg/L；血沉 26mm/h；足部分泌物培养：金黄色葡萄球菌（克林霉素、红霉素、青霉素耐药，余敏感）

3. 其他指标 白蛋白 39.7g/L，肌酐 84.8μmol/L，eGFR 59ml/（min·1.73m²），FIB 4.26g/L，D- 二聚体 0.50μg/ml。

4. 尿常规 白细胞酯酶 2+，葡萄糖 2+，红细胞 31 个 /μl，白细胞 568 个 /μl，上皮细胞 41 个 /μl；尿 A/C 比值：24h 尿量 1.600L，24H 尿蛋白 0.13g/24h。

（四）检查

1. 外院双下肢 CTA 双下肢动脉粥样硬化（左侧腘动脉及双侧胫前后动脉部分闭塞伴周围侧枝循环形成，右股动脉局部重度狭窄，左侧股动脉局部中度狭窄，双侧髂内动脉局部中重度狭窄）。

2. 12 导联心电图检查：①窦性心律；②短阵房性心动过速；③ T 波改变；④ QTc 延长。

3. 胸部正位 双肺内未见明显实质性病变；心脏横径增大，请结合临床；胸主动脉粥样硬化。

4. 超声检查 脂肪肝、胆囊结石、左侧重复肾、右肾结晶、尿潴留、双侧甲状腺弥漫性病变、双侧甲状腺结节（TI-RADS：2 ~ 3 类）、双侧颈动脉硬化伴斑块形成。

5. 超声心动图常规 主动脉瓣及二尖瓣后瓣环钙化、左室顺应性下降。

（五）初步诊断

1. 2 型糖尿病合并糖尿病足病，糖尿病周围血管病变；糖尿病性周围神经病变。

2. 高血压病（2 级，很高危）。

3. 脑梗死。

4. 双侧甲状腺结节。

二、诊疗经过及随访

患者入院后积极完善相关检查，考虑诊断为 2 型糖尿病足，治疗上予门冬胰岛素三餐前联合甘精胰岛素晚睡前皮下注射控制血糖，辅以改善微循环、营养神经、管理血压、调脂稳斑、抗血小板聚集，静脉使用抗感染药物以及莫匹罗星外用等对症处理。但患者双足破溃较前无明显改善，针对患者足部创面，送检足部分泌物病原学检查和足部皮肤创面病理学检查，同时结合皮肤科的会诊意见，考虑诊断为血管角化瘤（病例 33 图 2）。治疗上，溃疡处予以清创，刮除脓苔直至出血点，外涂重组人表皮生长因子凝胶＋莫匹罗星软膏，水泡处予以雷炉洗剂外涂。后患者血糖控制尚可，足部皮肤溃疡较前好转（病例33图3），予办理出院。

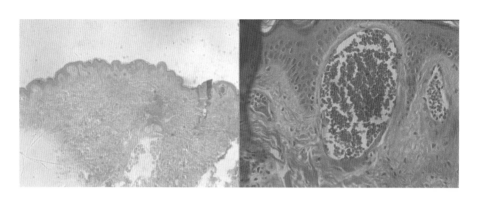

病例 33 图 2　病理结果

注：左侧为低倍镜（40×），右侧为高倍镜（400×）。

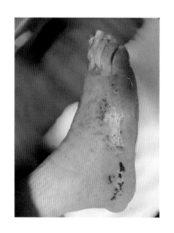

病例 33 图 3　右足出院前照片

三、治疗中容易误诊的因素及治疗的体会

糖尿病足是糖尿病的严重并发症之一，给患者带来极大的痛苦及沉重的经济负担，其常见临床表现为慢性溃疡，导致最严重的结局是截趾、截肢甚至死亡。

糖尿病足创面根据受伤的原因可以分为机械性或创伤性伤口、热损伤和化学性损伤伤口、溃疡性伤口、放射性损伤伤口。皮肤溃疡为真皮或皮肤深层组织被破坏所致的缺损，为继发损害，凡是皮肤损伤、感染或结节破溃达一定深度的损害均可导致溃疡的发生。针对溃疡性伤口，应尤其注意鉴别特殊皮肤疾病导致的慢性溃疡。

合并有糖尿病慢性并发症的患者如若出现细菌感染性皮肤病、真菌感染性皮肤病、其他病原体或寄生虫所致皮肤病、物理性皮肤病、皮炎湿疹类皮肤病、结缔组织病或免疫性大疱病、皮肤血管炎、角化性皮肤病、皮肤肿瘤等皮肤疾病，均有可能导致皮肤溃疡的发生，如若溃疡迁延不愈，最终可能进展为严重的糖尿病足病伴感染。

　　针对合并有特殊皮肤疾病的糖尿病足病患者的治疗：一、病因治疗。如果是感染引起的，要控制感染；如果是自身免疫疾病导致的，要积极控制原发病；如果是静脉回流障碍或动脉缺血不足引起的，要改善静脉回流或动脉缺血；如果是肿瘤引起的，要切除肿瘤。二、创面治疗。如果是感染性创面，首先根据它的药物敏感试验选择合适的抗生素，进行适当的清创，清除坏死组织，并选择具有抑菌、促进创面生长的外用药物促进肉芽生长；如果创面比较大还可以运用手术方法，如植皮或皮瓣移植等。

四、误诊疾病的系统介绍

　　血管角皮瘤也称血管角化瘤，是一种以真皮浅层毛细血管扩张和表皮角化过度为特征的皮肤良性肿瘤。血管瘤的发病原因不是十分明确，大致有如下因素：①遗传因素；②环境因素；③药物因素；④外伤因素等。根据发病机制、临床特点分为五型：肢端型血管角皮瘤、阴囊型血管角皮瘤、丘疹型血管角皮瘤、局限型血管角皮瘤、泛发性系统型-弥漫性躯体血管角皮瘤。以上五型血管角皮瘤均可累及皮肤，典型皮损为针尖至粟粒大暗红色斑丘疹，压之不褪色，其中第五型不仅可累及皮肤，也可累及全身多组织器官，死亡率高，严重威胁患者生命健康。

　　血管角化瘤一般诊断不困难，但需要注意并发其他血管肿瘤或病变可能。可采用激光、冷冻和电解等治疗。目前治疗血管瘤建议采用微创介导的治疗方法，即在高频彩超定位下采用导管纳米针直接作用于瘤体，让瘤体慢慢机化、萎缩、消失。

（赵晓彤　罗　莉　陈明卫　安徽医科大学第一附属医院）

参考文献

[1] 赵辨. 中国临床皮肤病学 [M]. 南京：江苏科学技术出版社，2010.

[2] 中华医学会糖尿病学分会，中华医学会感染病学分会，中华医学会组织修复与再生分会. 中国糖尿病足防治指南（2019版）（Ⅲ）[J]. 中华糖尿病杂志，2019，11（4）：238-247.